CHARLES
VERLAG

ANNA SCHATZ

WENN SEX NICHT GENUG IST

EIN RATGEBER ZUR SELBSTWERTSCHÄTZENDEN SUCHTBEGLEITUNG BEI PORNOSUCHT

CHARLES
VERLAG

Anna Schatz: Wenn Sex nicht genug ist. Ein Ratgeber zur selbstwertschätzenden Suchtbegleitung bei Pornosucht, Hamburg, Charles Verlag 2022

1. Auflage 2022
ISBN: 978-3-948486-87-7

Dieses Buch ist auch als eBook erhältlich und kann über den Handel oder den Verlag bezogen werden.
ePub-eBook: ISBN 978-3-948486-89-1

Lektorat: Bianca Weirauch
Umschlaggestaltung: © Annelie Lamers
Umschlagmotiv: Line Art Couple © ngupakarti/stock.adobe.com

Bibliografische Information der Deutschen Nationalbibliothek:
Die Deutsche Nationalbibliothek verzeichnet diese Publikation in der Deutschen Nationalbibliografie; detaillierte bibliografische Daten sind im Internet über https://www.dnb.de abrufbar.

Der Charles Verlag ist ein Imprint der Bedey & Thoms Media GmbH,
Hermannstal 119k, 22119 Hamburg

---

www.charlesverlag.de
Gedruckt in Deutschland

Vorwort

Du bist schön.
Du bist stark.
Du bist intelligent.
Du bist ein Geschenk.
Der Mensch bleibt Mensch. Dazu kommt die Sucht.

Schätzungen gehen davon aus, dass es in Deutschland 500.000 Menschen mit Pornosucht gibt. Davon sind etwa 20 Prozent Frauen.[1] Experten vermuten, dass die Dunkelziffer zehnmal so groß ist.

Mittlerweile haben sich bereits 90 Prozent aller acht- bis sechzehnjährigen Kinder Pornografie im Internet angesehen, viele davon nicht freiwillig.

Im Leben der Menschen mit Sucht zerbrechen Ehen, sie verlieren Freundschaften und Sozialkontakte, können ihren Beruf nicht mehr vollkommen ausführen, werden ihrem eigenen Anspruch als liebevolle Eltern nicht mehr gerecht und verlieren jeden Bezug zur Selbstliebe.

Immer mehr Betroffene finden gute Anlaufstellen, Therapeuten und Selbsthilfegruppen, die sie auf dem Weg aus der Sucht in ein »normales« Leben begleiten.

Doch dieses Buch stellt nicht den Menschen mit Sucht in den Mittelpunkt. Es ist geschrieben für seine Begleiter, für dich und mich. Für Menschen, die im Moment ihres unermesslichsten seelischen Schmerzes eine liebevolle und kraftvolle Entscheidung fällen. Sie entscheiden sich dafür, den Menschen zu sehen.

Den Menschen, der liebt, der lebt und fühlt und der nicht süchtig sein will. Den Menschen, den sie begleiten möchten. Sie begleiten einen Menschen mit Sucht (im Gegensatz zum

---

1 https://www.focus.de/gesundheit/diverses/gesundheit-wenn-die-sucht-nach-pornos-zur-krankheit-wird_id_10732284.html

Begriff des Suchtkranken). Sie werden zum stillen Helden, nur sehen sie sich nie selbst so.

Das Entdecken der Sucht und die Auswirkungen auf ein gemeinsames Leben haben bei dir tiefe Wunden hinterlassen. Du hast vielleicht in ersten Gesprächen tiefe emotionale Verletzungen erlebt, bist verwirrt gewesen und stehst vor einem zerstörten Selbstbild. Du siehst vor dir einen Scherbenhaufen an Erinnerungen, die plötzlich unehrlich und erfunden scheinen.

Und genau in dieser Situation hast du vielleicht das Gefühl, du musst gehen. Aus einem gemeinsamen Leben fliehen, das voller Schmerz und Unsicherheit ist, in dem es so viel gibt, was du nicht verstehst.

Hinzu kommt, dass es nicht nur ein Thema ist, das du nicht verstehst – es ist ein Thema, das in unserer Gesellschaft vor allem für Ablehnung sorgt.

Während das tägliche Glas Wein zu viel fast gesellschaftstauglich geworden ist, findet alles, was mit dem Thema Sex zu tun hat, bitte im eigenen Schlafzimmer hinter verschlossenen Türen statt. Im Internet immerhin bei 70 Prozent der deutschen Bevölkerung, ein Problem hat aber keiner.

Wenn doch, gibt es nur eine Lösung – du gehst!

Genau diesen Satz wirst du immer und immer wieder hören. Deine Familie, Freunde, auch Therapeuten werden dir raten, klare Grenzen zu ziehen und besser früher als später zu gehen. Sie werden dir von Rückfällen erzählen, von Lügen, Depressionen, Co-Abhängigkeit und tiefen Verwundungen.

Solltest du dich dazu entschließen, dieses Buch zu lesen, werde ich das auch tun.

Du wirst alle Phasen einer Suchtbegleitung kennenlernen, ehrlich und schonungslos. Du wirst wissen, worauf du dich einlässt und wie sich dein Leben für immer verändert. Doch du kannst deine eigene Entscheidung treffen. Denn ganz egal, wie deine eigene Geschichte ausgeht, deine Entscheidung ist die richtige.

Wie könnte also ein Leben aussehen, wenn du nicht gehst? Und wie wird das funktionieren?

Während ich dieses Buch geschrieben habe, habe ich Isabels Mann folgende Fragen gestellt:

»Welche Botschaft soll ich den Begleitern unbedingt mitgeben und was war deine wichtigste Erkenntnis?«

Seine Antwort war:

»Alle Gespräche werden für eine sehr lange Zeit auf völlig unterschiedlichen Ebenen stattfinden. Der Mensch, der dich begleitet, fragt und will Antworten und als Betroffener denkst du nach und dein Kopf ist vollkommen leer.«

»Ohne Hilfe funktioniert es nicht. Das zu erkennen dauert. Ich habe es nur aus einem Grund geschafft. Ich hatte dich, die ganze Zeit!«

Am Ende dieses Buches wirst du folgenden Satz von Isabel lesen: »Heute sind wir glücklich. Vor allem haben wir gelernt, was uns wirklich wichtig ist. Es war die bewusste Entscheidung, auch in schlechten Zeiten zueinander zu stehen, die uns genau das gezeigt hat. Die Sucht begleitet uns. Sie ist wie lästiges Unkraut, das wir immer wieder aus unserem Lieblings-Blumenbett entfernen müssen, damit die schönen Blumen sich wohlig entfalten können. Darauf verlassen, dass es nicht mehr wiederkommt, können wir uns nicht, aber es gibt gute Maßnahmen, den Garten zu pflegen. Gartenarbeit war bei uns schon immer meine Sache.«

Ich möchte dich dazu ermutigen, deine Entscheidung zu treffen.

Wie du dieses Buch liest

Ich erzähle dir Isabels Geschichte. Woche für Woche und Monat für Monat nehme ich dich mit und erzähle dir, was sie erlebt hat, an der Seite von Maik, ihrem porno- und sexsüchtigen Mann. Vielleicht interessiert dich genau das und du möchtest lesen, wie ihre Geschichte verlaufen ist. Es ist ihre wahre Geschichte. Ich erzähle sie dir genauso, wie ich sie mit ihr erlebt habe.

Im zweiten Teil der Kapitel sind wichtige Fachinformationen zu den Themen, die dir im Leben mit einem Menschen mit Sucht begegnen werden. Du kannst dich informieren. Hier findest du auch wertvolle Tipps zur Selbststärkung. Ich erzähle dir, wie Isabel es geschafft hat, stark und selbstwirksam durch diese Zeit zu gehen.

Genau diese Tipps habe ich mit ihr gemeinsam erarbeitet und aufbereitet. Ich durfte sie während dieser Zeit begleiten, mit ihr gemeinsam an diesem Thema reifen und wachsen. Ich bin froh, dass wir eine Weile unseren Weg zusammen gegangen sind.

Nimm dir zu jedem Zeitpunkt während des Lesens was du brauchst. Lass dir dabei viel Zeit und gehe behutsam mit dir um.

Sei dir wichtig, deine Anna.

1. Kapitel
Das zufällige Entdecken

»Der Zufall ist die in Schleier gehüllte Notwendigkeit.«
– Marie von Ebner-Eschenbach

Es war ein Dienstag oder Mittwoch. Der Tag ist irrelevant. Es war mitten in der Woche, ein ganz normaler Tag eben und das machte es relevant. Wie an jedem Abend galt es für mich zu funktionieren. Nach zwölf Stunden im Dauertakt aus perfekter beruflicher und privater Organisation kam ich aus dem Zimmer meiner Tochter, während mein Mann neben dem Bett unseres Sohnes eingeschlafen war.

Wovon war er eigentlich immer so erschöpft?

Schon viele Monate lang fiel mir auf, dass er über alle Maßen müde war. Ich hatte mich daran gewöhnt, mich damit abgefunden, dass er beim gemeinsamen Mittagessen am Wochenende die Augen zumachte und vor allem abends keine Lust mehr auf irgendwelche Kommunikation hatte. Auf Sex schon mal gar nicht. Kuscheln noch weniger. Zumindest nur sehr selten.

Unser Sohn war gerade drei geworden und die Jahre, die hinter uns lagen, waren wirklich erschöpfend. Doch geregelt hatte das meiste ich.

In den ersten zwei Jahren nach Louis' Geburt hatte Maik die Abende oft sogar bis in die Nacht im Wohnzimmer verbracht und noch entspannt, während ich schon versuchte, Kräfte für den nächsten Tag zu sammeln.

Das alles war für mich okay. Ich steckte voller Energie und war verzaubert von unserem Leben. Die Hochzeit mit meinem Mann und die Geburten unserer Kinder hatten mich mit einem tiefen Glück erfüllt, von dem ich zehrte.

Maik ist mein Mann. Als wir zusammengekommen sind, war ich bereits ein Jahr unsterblich in ihn verliebt. Wir arbeiteten in derselben Firma, nur eine Bürotür voneinander entfernt.

Maik war damals noch verheiratet mit einer anderen Frau und die Ehe hatte von Anfang an gekriselt. Warum wusste keiner, denn Maik war verschlossen wie ein Grab. In unserer kleinen Arbeitsclique mochten wir ihn schon, doch keiner wusste wirklich etwas über ihn und das, was wir wussten, bezog sich auf Sachliches. Er war lange Leistungssportler gewesen und kam morgens oft schon aus dem Schwimmbad. Doch war er nicht der Typ, der üppige Oberarme zur Show stellte. Nein, Maik war anders. Ihn umgab eine geheimnisvolle Atmosphäre.

Ich wollte unbedingt in seiner Nähe sein.

Alles, was er tat, tat er so intensiv, fanatisch. Er ließ nie locker. Er arbeitete über alle Maßen, er feierte über alle Maßen, er tat einfach alles über alle Maßen.

Ich erwischte ihn einmal dabei, wie er Fotos von mir im Bikini auf seinem großen Grafikbildschirm ansah. Nah. Sehr nah. Es verwirrte mich, ich war nervös und konnte es nicht deuten. Doch gleichzeitig wollte ich, dass er es immer wieder tat. Ich wollte, dass er sich auf mich fokussierte. Es war wie ein Geheimnis, das nur wir beide kannten. Angesprochen hatte ich das nie. Ich beobachtete es vielmehr spannungsvoll, in der Hoffnung, dass mehr daraus wachsen würde und Maik irgendwann den ersten Schritt machte.

Und auch die Entscheidung, mit mir zusammen zu sein, traf Maik kompromisslos. Von jetzt auf sofort verkündete er der Welt (drei Wochen nach seinem Ehe-Aus wohlgemerkt), dass er mit mir zusammen sei. Sechs Monate später war ich schwanger, mit Emma.

Noch heute würde ich Maik vor allem als kompromisslos beschreiben, hinterfragend, sachlich, stur, egozentrisch, doch auch kompromisslos liebend.

Wann immer ich gefragt wurde, wie wir es hinbekamen, dass unsere Ehe, unser Familienleben so glücklich verlief, war meine Antwort: »Wir lassen einander so, wie wir sind, und genießen jeden Atemzug gemeinsam. Wir lachen gemeinsam, schweigen gemeinsam, leben gemeinsam.« Bei Maik war es mir das erste Mal gelungen, wirklich tief zu vertrauen und auch ich war der erste Mensch, der jemals in »seinem Lebensbuch« lesen durfte.

Dass ich von diesem Buch noch nicht mal den Prolog gelesen hatte, sondern nur eine unbedeutende Seite, die aus jedermanns Buch stammen konnte, sollte ich erst viel später bemerken.

Eines Abends vor ... Jahren war ich wie so oft unzufrieden mit mir und meiner Mutter-Leistung. Ich wünschte mir eine bessere Perfomance, zufriedene, glückliche Kinder beim Einschlafen und dass ich irgendwie wieder das Talent entwickeln konnte, meinen Mann abends zu verzaubern. Ich wollte in seine Nähe. Mit ihm reden, ihn spüren. Das alles war in der letzten Zeit zu sehr verloren gegangen.

Schon wieder sind wir zu müde, um den Abend miteinander zu verbringen. Ich muss etwas ändern.

Also nahm ich sein Handy, das zufällig auf dem Nachttisch neben mir lag, und fing an zu googeln: Einschlafen Mädchen hypersensibel. Ich surfte durchs Netz.

Wie es genau passierte, weiß ich nicht mehr. Doch dass es der völlige Zufall war, der mich in den Verlauf seiner letzten Tage brachte, werde ich nie vergessen.

Klick!

Es öffnete sich die Verlaufsliste des Handybrowsers. Und dann war es da: das zufällige Entdecken.

Vor mir Hunderte von Pornoseiten, eindeutig am Linknamen zu erkennen.

- Natürliche Brüste
- Größere Brüste
- Sexy Studentinnen
- MILFs in Leder *[2]
- Kleidertauschbörse Lederrock
- Dating-Portal Frankfurt
- Natürliche MILFs (übrigens ein Begriff, den ich bis dahin nicht kannte)

Ich scrollte und scrollte und scrollte.

---

2 MILF – Mom I'd Like to fuck

Mir wurde schlecht, ich bekam kaum Luft und mein Herz raste.

Pornoseiten, Datingseiten, Klamotten- Tauschbörsen ...

Betrügt er mich? Was soll das? Das ist einfach absurd.

Warum finde ich das alles gerade jetzt?

Ich kannte meinen Mann besser als jeder andere Mensch, wobei das schon immer harte Arbeit war. Er war verschlossen wie ein Buch. Aber konnte ich so etwas wie den Hang, mich zu betrügen, übersehen haben?

Ich setzte mich also aufs Bett und versuchte, irgendwie zu ordnen, was ich sah. Doch es gelang mir nicht.

Muss ich das ansprechen? Bin ich prüde? Ist das normal? Soll ich es mir ansehen? Das war nur ein Bruchteil der Fragen, die in diesem Moment über mich hereinbrachen.

Zwar war ich mit diesen Themen noch nicht oft in meinem Leben in Berührung gekommen, doch naiv war ich nicht. Ich spürte sofort, dass hier etwas nicht stimmte. Trotzdem wollte ich zu diesem Zeitpunkt das Ausmaß dessen, was klar vor meinen Augen stand, nicht an mich heranlassen. Ich wollte es häppchenweise zu mir nehmen, mit der leisen Vorahnung, dass etwas Größeres auf mich zukommen würde.

In diesem Moment musste ich erst Klarheit gewinnen. Ich brauchte mehr Informationen und musste mich sortieren.

Ich war bis jetzt äußerst selten in meinem Leben in Situationen gekommen, in denen ich keine Handlungsoptionen hatte. Just in diesem Moment hatte ich sie aus meinem Blickfeld verloren.

Mir war klar, dass es völlig falsch wäre, ihn ad hoc damit zu konfrontieren. Ich würde keine Antworten bekommen, ich wollte keinen Streit. *Vielleicht bin ich auch schuld?* Das musste ich vorher herausfinden. Vielleicht hatte ich mich so sehr darauf konzentriert, Mutter, erfolgreiche Personalerin und ich selbst zu sein, dass ich ihn übersehen hatte.

Unweigerlich wanderte mein Blick in den großen Spiegel an unserem Kleiderschrank. Schon oft hatte ich darüber nachgedacht, ob es an der Zeit wäre, mein Äußeres wiederherzustellen. Nach Schwangerschaften und den Strapazen der ersten Jahre mit den Kindern sowie diversen anstrengenden Leadership-Experts-Seminaren war ich deutlich gealtert. Doch Maik hatte mir immer wieder das Gefühl gegeben, schön zu sein. Genau in diesem Moment veränderte sich mein Blick. *Bin ich die MILF, die es gilt zu sein?*

Ich beschloss, das Thema vorerst auf sich beruhen zu lassen und erst mal für mich zu bewerten. Ein Teil in mir, den ich bis jetzt noch nicht kannte, fertigte Screenshots der Seiten an und schickte sie an mein eigenes Handy. Der Beginn einer gefährlichen Kontrollsucht, um die ich mich später noch genau kümmern musste.

Ich hörte, wie mein Mann aufstand und sich in meine Richtung bewegte: Ohne zu zögern prustete ich los: »Kannst du mir sagen, was das ist!« Heute weiß ich, dass meine Augen damals einem Todesfeuer gleichgekommen sein müssen.

Was tue ich da? Ich hatte doch eben erst beschlossen, ihn nicht zu konfrontieren. Es funktioniert nicht, zu groß ist der Druck, der in mir entstanden ist.

»Ach das? Ja mein Gott, habe ich nur mal so draufgeklickt ab und zu, vor allem wenn du weg warst«, sagt Maik vollkommen beiläufig. Doch mir entging nicht, dass er anders war. Ich wusste nicht, ob er Angst hatte oder wütend war.

Aha, das ist es. Ich war weg. Auf einmal hat er abends Energie? Haben die Kinder es mitbekommen? Bist du nicht selbst schuld? Jeder kann genau das nachlesen. Frauen, die sich verselbstständigen und ihre Männer allein zu Hause zurücklassen.

»Du triffst andere Frauen auf Datingseiten? Hier sind sogar Klamotten, die du gesucht hast. Hast du sie ihnen geschenkt?«

»So ein Quatsch, da bin ich zufällig draufgekommen; Werbeseiten. Und die Klamotten habe ich für dich gesucht.« Ende des Gesprächs. Maik sagte einfach gar nichts mehr. Er verharrte in seiner Körperhaltung und starrte ins Leere.

Das Ende des Gesprächs kam so prompt, wie die Links auf meiner Bildfläche erschienen waren. Und noch heute kenne ich diese akuten Gesprächsabbrüche. In zwei Jahren wird mein Mann zumindest sagen können: »Sorry, mein Kopf ist jetzt leer.« Doch eine lange Zeit ist das Gespräch einfach zu Ende. So auch an diesem Abend.

Später im Bett wälzte ich mich hin und her und spürte ein tiefes Unbehagen. Das Unbehagen, dass irgendetwas nicht in Ordnung war. Ich war voll, voller Fragen. Fragen, die noch eine Ewigkeit unbeantwortet bleiben werden. Für Maik war das Thema erst mal beendet, doch dieses Thema sollte uns von nun an für Jahre nicht verlassen …

Der rationale Teil in mir hatte noch vor dem Einschlafen eine WhatsApp an Lena geschickt: »Lena, ich habe das gerade auf Maiks Handy gefunden. Es sind Tausende von Seiten. Oh mein Gott, Hilfe!«

Die Antwort darauf las ich am nächsten Morgen: »Ja, mein Gott, jeder Mann schaut doch Pornos. Datingseiten ist natürlich komisch, aber wer weiß. Hast du sein Handy durchsucht?«

Die Fakten

Sucht Frau im Internet oder auch in der Fachliteratur nach Antworten auf die Frage »Wie viel ist normal?«, steht sie besonders in Deutschland noch vor einem großen Dilemma. Denn hierzulande wird die Pornosucht vor allem zu einem »von Frauen erfundenen« Problem gemacht.

So findet man haufenweise Aussagen von teilweise sogar bekannten Psychologen, wie: »Wenn der männliche Partner in einer Beziehung ein häufigeres Bedürfnis nach sexueller Betätigung hat als die Frau, dann ist Internet-Pornografie sogar ein guter Weg, die Beziehung zu stabilisieren, sicherlich viel besser als zusätzliche ›Affären‹ oder Bordellbesuche.«

Doch Sexual- und Pornosucht sind kein rein männliches Problem und haben nichts mit einem gelegentlichen Vergnügen vor dem PC zu tun.[3] Besonders solche Aussagen machen es Betroffenen schwer. Oft merken sie schon jahrelang, dass sie die Kontrolle verloren haben und ihr Alltag, ihr Sozialverhalten

---

3 https://www.sexualtherapie.online/blog/sexsucht-und-hypersexualitaet/#Sexsucht_und_Hypersexualitaet, entnommen 27.03.2022

und der berufliche Werdegang erheblich gestört sind, bevor sie es schaffen, überhaupt eine Anlaufstelle zu finden.

Die Universität Gießen forscht führend auf dem Gebiet des sexsüchtigen Verhaltens und der Pornografie-Sucht und macht zwei wichtige Aussagen, die man am Anfang einer Suchtbegleitung oder als betroffener Mensch mit einer Suchterkrankung kennen sollte:

1. Woran erkenne ich eine Sucht?

Das Hauptmerkmal einer sexuellen Sucht ist der Kontrollverlust: Die Betroffenen sehen sich gezwungen, ihr problematisches Verhalten auszuführen, nämlich zum Beispiel übermäßig viel Pornografie zu konsumieren. Erst wenn dadurch ein subjektives Leiden entsteht, zum Beispiel weil die Partnerschaft in Mitleidenschaft gezogen wird, kann man von einem sexsüchtigen Verhalten sprechen.

Trotz erheblicher negativer Konsequenzen (zum Beispiel berufliche Schwierigkeiten, Probleme in der Partnerschaft, oder Depressionen) sind Betroffene nicht in der Lage, ihren Konsum nachhaltig zu reduzieren, sie sind folglich süchtig.

2. Wo beginnt Pornosucht?

Bei der Erforschung dieses Phänomens stehen wir vor mehreren Problemen. Zum einen verfügen wir über keine allgemeingültigen Zahlen darüber, was »normales« menschliches Sexualverhalten bedeutet. Die Intimität dieses Themas erschwert die Erfragung über beispielsweise die Anzahl sexueller Kontakte oder darüber, wie oft masturbiert oder Pornografie konsumiert wird. Zum anderen können wir nicht direkt von einem Problem ausgehen, wenn Personen außerhalb dieser »Norm« liegen und zum Beispiel ein extrem niedriges oder hohes sexuelles Verlangen zeigen. Der entscheidende Faktor ist, ob das Verhalten Leiden verursacht. Und dies ist von Person zu Person verschieden.

Mittlerweile schlägt die Weltgesundheitsorganisation bei der oben beschriebenen Problematik die Diagnose der zwanghaften sexuellen Verhaltensstörung vor, die durch unkontrollierbares Wiederholen eines sexuellen Verhaltens gekennzeichnet ist. Die sexuellen Aktivitäten werden zentral für das Leben der Person bis zu dem Punkt, an dem Gesundheit, Selbstfürsorge und andere Interessen in den Hintergrund rücken. Weitere Kriterien sind mehrfache gescheiterte Versuche, das sexuelle Verhalten zu reduzieren, und das Aufrechterhalten des Verhaltens trotz negativer Konsequenzen oder der Abnahme bzw. des Ausbleibens der Befriedigung durch dieses Verhalten. Die Kriterien müssen über einen Zeitraum von mindestens sechs Monaten vorhanden sein und für die Person bedeutende Beeinträchtigungen im familiären, sozialen, personellen oder im beruflichen Alltag nach sich ziehen. Leidensdruck, der ausschließlich auf moralischer Beurteilung oder gesellschaftlicher Ablehnung sexueller Impulse oder Verhaltensweisen beruht, ist für die Diagnose unzureichend.

So viel sagt die Theorie. Am Anfang wird es vor allem für Betroffene selbst schwer sein zu differenzieren, ob sie sich im Bereich des »normalen« Verhaltens befinden oder nicht.

Zur eigenen Klarheit und Beurteilung können folgende Fragen, die auch zur Klassifikation anderer Suchterkrankungen genutzt werden, hilfreich sein. Treffen mehr als drei dieser Aussagen auf den Menschen mit eventueller Suchterkrankung zu, dann scheint das Alltagsleben erheblich beeinflusst zu sein und die Wahrscheinlichkeit einer Sucht ist hoch. Die Aussagen dienen dazu, ein erstes Gefühl für das Maß der Lebensbeeinflussung zu bekommen. Auf dich selbst wirken diese Aussagen wahrscheinlich im ersten Moment erschreckend, erschütternd, gar unmöglich und absurd. Menschen mit Suchterkrankungen haben oft ein fast lebenslanges Netz entwickelt, ihre Sucht zu verbergen, und verwenden eine wahnsinnige Energie auf das Erschaffen von Doppelwelten an.

Diese Aussagen bringen Klarheit:
Beantwortest du 3 davon mit Ja, kann dies darauf hindeuten, dass eine Sucht vorhanden ist.

1. Craving, starkes Verlangen oder eine Art Zwang zum Pornokonsum (ist zum Beispiel der Fall bei Abbruch oder Verkürzung von Treffen mit Freunden zugunsten von Pornokonsum)

2. Kontrollverlust bezüglich des Beginns und der Menge (zum Beispiel Pornokonsum auch am Arbeitsplatz, stundenlanger nächtlicher Pornokonsum statt Schlaf)
3. Körperliches Entzugs-Syndrom (so nur bei Alkohol, nicht bei psychischen Abhängigkeiten bekannt)
4. Toleranzentwicklung gegenüber der Wirkung (bei Alkohol wäre das die Steigerung der Menge, um die gleiche Wirkung zu erhalten; bei der Pornografie könnte dem der Zwang zum Konsum immer brutalerer Inhalte entsprechen)
5. Einengung des Verhaltens und Vernachlässigung anderer Interessen (Freizeitbeschäftigung reduziert sich nahezu ausschließlich auf den Genuss von Pornografie)
6. Anhaltender Konsum trotz eindeutiger schädlicher Folgen (gesundheitlich, psychisch, sozial): beispielsweise der Pornokonsum am Arbeitsplatz trotz Verbots durch den Arbeitgeber

Ein Gespräch über diese Aussagen kann zum Befreiungsschlag werden – für den Menschen mit Suchterkrankung, der das erste Mal in seinem Leben über die Thematik spricht, und für dich. Denn du kannst dich bald entscheiden.

Doch führe dieses Gespräch in keinem Fall zu früh. Nutze die Fragen zunächst nur zu einer Einschätzung der derzeitigen Lage.

Die meisten Betroffenen haben keine Ahnung, woher ihre Suchterkrankung kommt, und können sie deshalb auch nicht erklären oder darüber sprechen.

Wenn du jetzt etwas gefunden hast, was jahre- oder ein Leben lang versteckt wurde, dann ist das mit großer Wahrscheinlichkeit aus einem bestimmten Grund passiert. Der Mensch, der sich dir offenbart, sieht die Chance, begleitet zu werden. Es ist ein Hilfeschrei.

2. Kapitel
Die erste Konfrontation

»Das Schwierigste in der Kommunikation ist es, nicht von sich selbst auszugehen.«
– Anna Schatz

Eine Woche verging, vielleicht auch zwei, in der wir kein Wort über das Thema sprachen. In meinem Kopf war es omnipräsent, doch ich wollte Informationen. Ich fühlte mich wie Sherlock Holmes, nur war der unbekannte Täter, den ich verfolgte, ein Familienmitglied.

Nach unserem Gespräch hatte ich sofort das Gefühl, dass Maik log. Seine Abwehr kam zu überzeugend, es war zu beiläufig, er war so cool und beendete das Gespräch zu abrupt. Ich wusste, dass ich ihm wichtig war. Das alles passte nicht zusammen.

Außerdem erinnerte ich mich in einem Gespräch mit Lena an etwas, was mich bis heute nicht losgelassen hatte. Maik und ich hatten uns bei der Arbeit kennengelernt. Maik war der Nerd unserer Grafikabteilung. Er zog mich magisch an und das von der ersten Sekunde an. Lena war eine der wenigen, die sich wirklich gut mit ihm verstand. So wusste ich, dass die Ehe mit seiner Frau ziemlich schlecht lief. Sie war beruflich viel unterwegs und er wünschte sich Familie. Sie dachten nach kaum einem Jahr über Scheidung nach. Die meisten Frauen, vor allem junge Trainees, mochten Maik nicht, nein, er schüchterte sie ein. Denn er wirkte kühl, abweisend, manchmal arrogant. So schmetterte er zum Beispiel Kolleginnen oder Kollegen, die eine Frage zu seinem Fachbereich hatten, mit einer kühlen Antwort wie etwa »Kannst du auch kluge Fragen stellen?« ab. Das alles wirkte auf die anderen suspekt. Doch auf mich nicht, für mich steckte schon damals hinter dieser Fassade ein großes Geheimnis. Mit der Zeit bildete sich eine kleine Arbeitsclique, in der Lena, ich,

Maik und ein paar Jungs ihren Platz fanden. Und ich weiß nicht mehr wer, doch irgendjemand benannte Maik in einem lockeren Gespräch eines Tages bei einem Spitznamen. »Pornomaik«.

Pornomaik. Es hallte in meinem Kopf. Das konnte kein Zufall sein. Ich schnappte mir in diesen zwei Wochen also bei jeder Gelegenheit Maiks Handy und durchsuchte Internetverläufe und die Websiteeinstellungen (dort findet man alle besuchten Internetseiten, auch wenn sie aus dem Verlauf gelöscht sind). Und ich fand jedes Mal, was ich suchte: Kleidertauschbörsen für Frauen, Billigbekleidungsseiten für Frauen im Internet und wenige Pornoklicks, was mich verwunderte. Was mir jedoch immer wieder auffiel: Es gab Hunderte Klicks auf Seiten mit Bademode und billiger Sportbekleidung für Frauen. Ich fühlte mich regelrecht verfolgt von Frauen in Badeanzügen und Leggins, denn wann immer ich irgendwo im Internet surfte, auch in meinem Facebook Messenger oder meinen völlig themenfremden, eigenen Seiten, tauchten sie auf. Werbeanzeigen und Linkvorschläge voller Brüste und Hinterteile in glitzernden Bikinis. Litt ich jetzt schon unter Verfolgungswahn?

Ich wusste noch nicht, was das zu bedeuten hatte, doch es war ein Muster erkennbar. Eine Frage blieb: Wann zum Teufel schaute er sich diese Links an?

Nach der Abfuhr von Lena, die auch im Telefongespräch später nicht besonders erschrocken von meiner Entdeckung war, sprach ich erst mal mit niemandem mehr.

Es fehlte mir noch an Klarheit, um zu wissen, wie ich reagieren sollte. Und diese Klarheit sollte am folgenden Wochenende mit aller Macht in mein Leben treten.

Es war also Freitagabend. Maik hatte sich zu einem Treffen mit Freunden verabschiedet und würde erst am nächsten Vormittag zurückkommen. Ich wusste, dass er trinken würde, sodass ich sicher war, dass er in der Nacht nicht nach Hause kommen würde.

Nachdem ich die Kinder ins Bett gebracht hatte, schrieb ich Maik eine Nachricht: »Ich brauche Unterlagen von deinem Laptop, ich möchte noch arbeiten. Gibst du mir bitte dein Passwort?«

Seine Antwort und das Passwort kamen prompt.

Mein Herz raste, denn noch nie zuvor hatte ich derart in das Privateigentum eines Partners eingegriffen. Doch nun brauchte ich Klarheit und ich hatte das verdammt miese Gefühl, dass es hier mehr zu entdecken gab, als ich mir wünschte. Und dann passiert es.

Ich schaltete Maiks Laptop ein und öffnete den Internetbrowser. Ich stellte mich auf eine lange Recherche ein, doch Fehlanzeige.

Zwei Klicks weiter, angelangt in den Lesezeichen, die er gespeichert hatte fand ich sie: die Parallelwelt meines Ehemannes.

Abgespeichert fand ich Hunderte von Pornovideos. Favorisierte Frauen, Themen, Seiten und Links.

Ich fiel. Ich fiel von Wolke sieben und knallte hart auf den Boden.

In diesem Moment beging ich wahrscheinlich einen der größten Fehler in meiner ganzen Begleiter-Geschichte; wobei ich ihn später sogar noch vertiefen würde. Die Details, die ich dort zu sehen bekam, würden mich nun für viele Jahre immer wieder heimsuchen. Ich musste mich, in einem emotional labilen Zustand mit meinen moralischen Grundsätzen auseinandersetzen.

Ich öffne die ersten Videos.

1. Klick »Natürliche Braunhaarige, große Brüste«.

Vor meiner Kamera sitzt eine schöne Frau. Sie trägt eine weiße Bluse und zeigt ihre makellosen Brüste. Sie befriedigt sich selbst und schaut dabei frontal in die Kamera. Sie ist kaum geschminkt (genauso wie Maik es mag) und ihr Körper wirkt absolut natürlich und vom Leben verschönert.

2. Klick »Geile Schlitze in Leggins«.

Über eine Mauer gelehnt wippen drei Frauenhintern in glänzenden Mesh-Leggins hin und her. Ende.

3. Klick »Tauschbörse für Kleider, Lederrock«.

Eine junge Frau bietet einen Lederrock zum Verkauf an und zeigt ihn an sich selbst fotografiert vor dem Spiegel.

4. Klick »Studentin natürlich kickt ihren heißen Po«.

Eine junge Frau (vielleicht 18) mit ihrem langen, braunen Zopf und kurzer, roter Sporthotpants tanzt vor der Kamera.

Das Video ist in einem Schlafzimmer aufgenommen. Immer wieder schlägt sie sich auf ihren kleinen, knackigen Po. Dazu macht sie immer lauter werdende Stöhn-Geräusche.

Ich konnte nicht mehr und klappte den Laptop zu. Alle weiteren Links schickte ich an meine E-Mail-Adresse für später mal. Heute reichte es.

Ich stand auf und öffnete eine Weinflasche. Seit der Schwangerschaft hatte ich kaum einen Tropfen getrunken. Jetzt wirkte es wie ein logischer Schritt, wie eine Beruhigungstablette, die ich einwarf. Ich schüttete mir ein Glas ein und setzte mich wieder an den Küchentisch. *Was machst du jetzt?*

Mein Geist war erstaunlich ruhig. *Sollte ich mich ekeln? Sollte ich wütend sein, schreien, weinen? Welche Reaktion ist richtig?*

Ich saß schweigend in der dunklen Küche.

Minuten vergingen, vielleicht eine halbe Stunde. Ich fühlte mich betrogen, ausgetauscht. *Er hat mich durch andere Frauen ersetzt.*

Doch zu mehr war ich noch nicht bereit, in mir breitete sich ein unerträglicher Schmerz aus, den ich noch nicht einordnen konnte.

Doch eines sah ich klar: Wir mussten reden, doch noch hatte ich gerade keine Ahnung, worüber genau.

Ich schrieb Maik eine Nachricht: »Maik, ich habe alles entdeckt. Du hast mich eiskalt belogen und ich weiß es jetzt. Es liegt alles auf dem Tisch, ich habe jeden Link, alle gespeicherten Seiten, ich habe alles gesehen und es ist genau jetzt an der Zeit, dass du deine Ehe rettest. Ich bin zu vielem bereit, aber nicht dazu, mich weiter belügen zu lassen. Triff jetzt deine Entscheidung, in diesem Haus warte ich und deine beiden schlafenden Kinder, für die ich jetzt sofort eine schützende Verantwortung übernehme.«

Ich schickte die Nachricht ab und wartete. Dabei dachte ich vor allem noch an eines: *Wieso hat er es nicht versteckt? Maik hat das komplette Know-how, alles zu verstecken, was er will. Doch es ist offen zugänglich.*

Mein Handy klingelte. Ich drückte weg. Ich konnte nicht. Ich wollte seine Stimme nicht hören. Ich wollte, dass er nach

Hause kommt. Und das tat er. Seine Antwort lautete: »Ich sitze im Taxi, bin in 20 Minuten da.«

Hätte er diese Entscheidung damals nicht getroffen, wäre wahrscheinlich alles anders verlaufen. Denn ich brauchte ein Zugeständnis, eine kleine Botschaft, dass er bereit war.

Maik kam in die Küche. Er war kreidebleich. Doch vor allem schaute er wehleidig, selbstmitleidig. Das kotzte mich an.

Ich sagte: »Maik, du hast mich eiskalt belogen. Es sind Hunderte, Tausende von Seiten. Du hast favorisierte Frauen. Es geht hier nicht um Kleidung, es geht um andere Frauen. Du guckst dir andere Frauen an. Was soll das?«

Mist, ich mache ihm Vorwürfe, schon wieder, dabei weiß ich, dass genau das zum Ende jeder Konversation führen wird.

Maik druckste rum: »Ja, es ist so. Dieses Thema gibt es schon immer, also seit ich jung bin. Es gab Zeiten, da war es gar nicht da, auch in unseren ersten zwei Jahren. Wenn es dann nicht so gut läuft, dann ist es wieder da, besonders wenn du nicht da bist, natürlich. Es hat nichts zu bedeuten und schon gar nichts mit dir zu tun. Du bist toll. Warum? Keine Ahnung. Langeweile, Einsamkeit.«

Okay, die Klassiker. Und schön auf mich schieben. Ich fing an zu weinen. »Maik, wir haben zwei kleine Kinder. Du willst mir sagen, ich bin weg und du liegst direkt neben den Kindern im Zimmer und schaust dir stundenlang Pornos an und onanierst?«

Maik sagte noch ein paar Worte und beendete das Gespräch. Das Einzige, was ich noch hörte, war, dass es ihm leidtat und er natürlich jetzt aufhörte. Ich gehe ohne Antworten ins Bett.

In den nächsten Jahren passierte das noch oft. Denn Antworten hatte Maik nicht. Sein Kopf ist beim Thema Porno leer. Ich stellte Fragen, er hatte keine Antworten. Dieses Anzeichen für eine Suchterkrankung ist typisch und macht es Menschen mit Sucht oft schwer. Sie brauchen professionelle Begleitung, um zunächst selbst Antworten auf die große Frage des Warums zu finden, bevor sie überhaupt artikulieren können, was in ihnen vorgeht. Für Begleiter bedeutet das, die Prioritäten zu verschieben, weg vom Antwortensuchen, hin zum Alltag stabilisieren

Nach diesem Gespräch lag ich die ganze Nacht wach. Zu viele Fragen gingen mir zu wirr durch den Kopf.

Welche Rolle spiele ich überhaupt in dieser Ehe? Habe ich mir diese wahnsinnige Liebe vielleicht nur eingebildet und diene zum Wahren eines Scheins? Muss ich meine Kinder schützen?

Revuepassierend kam mir alles gelogen vor. Jeder Moment, für den ich Maik so sehr geliebt hatte, alles, was unsere Beziehung stark gemacht hatte, war kaputt.

In dieser Nacht dachte ich über die wichtigsten Meilensteine unseres gemeinsamen Lebens nach.

Die Schwangerschaften mit beiden Kindern waren schwer. Ich war die meiste Zeit krank und lag schließlich mehrere Wochen vor der Geburt von Louis im Krankenhaus, ohne mich bewegen zu dürfen. Emma verbrachte die Zeit wohlbehütet bei ihrer Oma. Maik besuchte mich oft nach der Arbeit. Er war so erschöpft, dass ich ihm sagte, es reicht, wenn er alle paar Tage käme, dabei brauchte ich ihn mehr denn je.

Louis verbrachte nach der Geburt noch viele Wochen auf der Intensivstation und kam dann, klein und schwach, nach Hause. Mein Leben bestand aus Fabrikarbeit, in der ich ihn fütterte, wachte, wickelte und vor allem wenig schlief. Wenn ich unterwegs war, fing ich plötzlich und unerwartet an zu weinen. Ich hatte ein tiefes Geburtstrauma erlitten und war zusätzlich vollkommen ermattet und überlastet. Ich hatte mich nach der Geburt nicht einen Tag ausgeruht und mich um mein eigenes Trauma nicht gekümmert. Schließlich wartete auch Emma auf mich und sie brauchte mich. Heute kam mir das alles unfair vor. Maik hatte sein Leben auf meine Kosten gelebt und war seinen Gelüsten nachgegangen. Dabei hatte er sich einen Scheißdreck um mich und meine Seele gekümmert. Maik arbeitete und verbachte die Abende lange im Wohnzimmer, um etwas »runterzukommen«. Er unterstützte mich, doch er wirkte oft unempathisch und wenig zugänglich. In der Nacht wechselte er dann ins Gästezimmer. Auch in den Jahren danach lebten wir oft nebeneinanderher. Maik kam abends von der Arbeit und widmete sich zu 100 Prozent den Kindern. Dabei spielte er mit ihnen oder fütterte sie. Die Kinder schafften es einfach, ihn auf eine spezielle Art und Weise zu erreichen. Es war eine unkomplizierte Welt, in der er nicht viel nachdenken musste. Zumindest noch nicht, solange die Kinder klein waren. Maik genoss das und ich hatte eine oder zwei Stunden frei. Und ich war dankbar dafür. Er war ein solider Vater. Die Kinder mochten es, mit ihm einfach unbeschwert zu sein und dafür liebte ich ihn. In den Jahren danach baute ich meine Karriere als Personalverantwortliche immer weiter aus. Maik signalisierte mir seine volle Unterstützung. Ich konnte reisen, wenn es nötig war, er dachte kreativ mit und versorgte die Kinder, wann immer es ging. Wir waren ein gutes Alltagsding. Vielleicht war es ihm ganz Recht gewesen, dass ich öfter mal nicht da war und er die Abende und Nächte allein verbringen konnte? Tiefsinnige Gespräche hatten wir selten geführt. Auch wenn ich es mir hin und wieder wünschte, war das der Schwachpunkt in unserer Beziehung gewesen. Auch die Organisation unseres Alltags, Termine, Familienbesuche, das alles nahm ich ihm ab, damit er sich so gut wie möglich fühlte. In den letzten Monaten hatten Maiks Unzuverlässigkeit, seine Gefühlskälte, sein direktes Abweisen meiner emotionalen Art und vor allem seine abweisende Haltung, teils schon aggressive Reaktion, wann immer ich ein Gespräch führen wollte, hatten drastisch zugenommen. Auch seine Leistungen auf der Arbeit hatten abgenommen. Es fiel mir immer öfter auf, dass er seine gesteckten Timings nicht einhielt und überhaupt keinen Fokus fand. Trotzdem war er mein Held. Denn Maik stand zu mir und das kannte ich aus keiner anderen Beziehung.

In dieser Nacht dachte ich: *Ich habe mir ständig Gedanken um sein Wohlergehen gemacht und mit vollem Bestreben ein schönes, geborgenes Zuhause geschaffen, während er mit der Organisation seines Doppellebens beschäftigt war.*

Am nächsten Morgen dann brach unsere Welt zusammen. Ich sah meinen Mann mit anderen Augen. Jeden seiner Schritte beäugte ich wie die eines Fremden.

Kann ich ihn meine Kinder anziehen lassen? Riskiere ich, dass meine Kinder mit dem Thema konfrontiert werden und einen frühkindlichen Schaden erfahren?

Ist es okay, wenn ich weiter über Nacht das Haus verlasse? Kann ich mit ihm ins Schwimmbad gehen, wenn dort andere

Frauen im Badeanzug sind? Wie soll ein Leben so möglich sein? Hat solch eine Ehe eine Chance, oder gehöre ich zu den Frauen, die einem chancenlosen Unterfangen hinterherlaufen?

Ich merkte, dass ich kurz vor dem Explodieren stand. Ich rief meine Eltern an. Noch heute weiß ich genau, was ich zu meiner Mutter sagte: »Mama, Maik hat etwas Schlimmes getan. Wir müssen uns damit auseinandersetzen. Bitte hole die Kinder hier raus, für ein paar Stunden. Ich kann es dir nicht erklären. Hilf mir!« Sie verstand sofort und stand vor der Tür.

Meine Mutter ist voller Liebe. Sie verschenkt gerne viel. Ganz egal ob es Gegenstände sind oder Geld. Meine Mutter verschenkt einfach alles, damit wir glücklich sind. Ihre Großzügigkeit ist atemberaubend. Dabei scheint sie nicht zu merken, dass es ihre ungestörte Aufmerksamkeit und Nähe ist, die mich wirklich glücklich macht. Ich wünschte mir oft in dieser Zeit, aber auch danach, dass meine Mutter nur für mich da war. Doch es gibt nur selten zeitlose Treffen. Meine Mutter legt die Endzeit bereits vor dem Treffen fest. Das macht es zu einem Pflichttreffen. Es wirkt so, als wäre sie froh, wenn sie es hinter sich hat, nicht so, als würde sie jede Sekunde genießen. Ich mag es, wenn sie mir ganz nebenbei über meinen Kopf streichelt, obwohl ich größer bin als sie. Am schönsten sind für mich Stunden, die ich einfach mit ihr im Garten vertrödele. Ich erinnere mich an einen gemeinsamen Urlaub am Strand. Ich liebte es, mit ihr und meiner Familie im Sand zu liegen und die Zeit ohne Pläne vorbeiziehen zu lassen. Nur manchmal wirkt sie so verschlossen, als träge sie einen festen Schutzpanzer, der schwer auf ihren Schultern liegt. Ich merke es besonders in Momenten, in denen ich ihr Verhalten kritisiere. Sofort beendet sie dann jede Kommunikation und wird abweisend, so dass es mich für Monate erschauert. Körperliche Nähe stand in meiner Familie nie im Fokus, zumindest ist es in meiner Erinnerung so. Vielleicht ist sie mir heute deshalb so wichtig. Der Körper überhaupt, und der der Frau, ist in meiner Familie speziell. Meine Mutter bezeichnete unsere Beine früher als »dicke Stampfer«. Sie sagte mir oft, dass ich sie von ihr geerbt hatte. Zu viel Make-up, zu viel weibliche Kleidung, Weiblichkeit überhaupt war weder bei meiner Mutter, meiner Schwester oder meiner Oma etwas, womit man sich schmückte. Noch später entfernte Mutter Pailletten und Perlen von ihrer Kleidung. Bei ihrer Arbeit als Lehrerin trug man so was nicht. Lehrerin sein war durchaus etwas, worauf man stolz sein konnte. Ich wurde keine.

Heute war es anders und auch ich hatte mit dem Verhalten meiner Mutter Frieden geschlossen. Doch ich erwischte mich dabei, wie ich in meine alten Muster verfiel und mich kritisch beäugte. Es war klar, dass Frauen aus meiner Familie nicht zu den schönsten gehörten. Wir hatten einfach andere Stärken. Das waren aber nicht die, die Maik wollte. Meine Mutter und ich haben eine große Gemeinsamkeit. Wir sind bedingungslos. Wir halten zueinander. Wir sind füreinander da. Egal zu welcher Tageszeit, egal was passiert. Dazu gehört auch, dass wir unsere Empfindungen teilen. Meine Mutter fühlt meine Emotion. Ich meine das nicht im Sinne von Empathie, meine Mutter ist mit mir wütend, sie ist mit mir fröhlich und verflucht Menschen, wenn sie mir Schmerz zufügen. Und meine Mutter entscheidet sich für Menschen. Genau, wie ich es für Maik tat.

Als die Kinder bei meiner Mutter waren, brach ich zusammen.

Ich weinte und weinte. Ich weinte in voller Verzweiflung und Trauer. Trauer um mein Leben, meine Liebe, um alles, was ich gehabt hatte, und ich hatte keinerlei Ahnung wie es überhaupt weitergehen sollte. Maik stand vollkommen überfordert vor mir. Er verstand meine Verletzung, meine Ängste nicht und sah die Dramatik dessen nicht, was ich sagte. Oder wollte er es nicht?

Was er allerdings verstand, war, dass das Thema für ihn ab sofort ein Problem darstellte. Denn es würde nicht mehr zusammen funktionieren: Ich, seine Familie und sein ... ja was war es eigentlich?

Die Fakten

<u>Mein erster und vielleicht wichtigster Tipp</u>

Ich weiß, in deinem Kopf befindet sich ein riesiger Wirrwarr an Fragen und du wünschst dir einfach nur Antworten. Antworten, die alles wieder geraderücken. Antworten, die bedeuten, eure Beziehung ist okay, dein Partner ist okay, du bist okay.

Starte nicht verfrüht in ein emotionsgeladenes, unsortiertes Konfrontationsgespräch. Ein solches Gespräch wird zu tiefen Verletzungen auf beiden Seiten führen, die zu diesem Zeitpunkt unnötig sind.

In diesem Buch werden wir ein solches Gespräch zu gegebener Zeit gemeinsam vorbereiten, doch jetzt kümmerst du dich um dich und die Stabilisierung deines Alltags und deiner inneren Stärke. Denn alles, was auf dich zukommt, ganz egal, welche Entscheidungen du triffst, kostet Kraft und Mut.

Bevor du dich damit beschäftigst, wie du mit diesem neuen Thema in deinem Leben umgehen willst, ist es jetzt ganz entscheidend, dass du dich und deinen Alltag stabilisierst.

Im Folgenden liest du meine ganz persönliche Anleitung zur ersten Selbstfürsorge. Es sind genau die Dinge, die ich Menschen empfehle, die sich in Krisensituationen befinden. Sie helfen dir dabei, zu sortieren und in Ruhe zu bewerten, wie es weitergeht.

Es sind die Schritte, die Besonnenheit zulassen und dir ermöglichen, klare Entscheidungen zu treffen.

Dein Gesprächspartner

Du brauchst jemanden, mit dem du über alle Dinge, die auf dich einprasseln, sprechen kannst. Es ist egal, wer das ist. Der eine wird sich wohler fühlen, wenn er intime Dinge mit einem guten Freund bespricht, dem er vertraut. Der andere, und so war es bei Isabel, fühlt sich wohler bei einem relativ neutralen Gesprächspartner. Für sie hat es sich besser angefühlt, dass es jemand ist, der nicht ihre ganze Geschichte und alle Menschen drumherum kennt. Vor allem jemand, der nicht wertet. Der sich später nicht entscheiden muss, ob er zu ihr oder Maik steht.

Geöffnet hat sie sich mir, Anna. Ich hatte ein Jahr zuvor ein Ausbildungsprojekt in ihrem Unternehmen geleitet, an dem sie teilgenommen hatte. »Digitale Lerndidaktiken und emotionale Intelligenz in der Führung« hieß es. Über ein Jahr hatten wir eng zusammengearbeitet und in Isabels Rezension stand später: »Anna ist eine wunderbare Mischung aus fachlicher Kompetenz und Empathie. Gleichzeitig ist für jeden schnell klar, dass sie kein Blatt vor den Mund nimmt und für ihr Wort einsteht, wenn es mal unangenehm wird«. Kurzum, sie wusste, ich würde das Thema verkraften und ihr zuhören. Und so war es. Schnell entwickelten wir ihre erste Affirmation.

ICH FINDE GEHÖR - MEINE WORTE HABEN GEWICHT.

Stoppe das Gedankenkarussell

Wenn du den ganzen Tag, vielleicht sogar in der Nacht immer und immer wieder die gleichen Szenarien durchspielst und dir Gedanken machst, wirst du schlichtweg verrückt. Du verbrauchst Unmengen an Energie mit den immergleichen Fragestellungen, die du nicht beantworten kannst. Um produktiv zu werden, musst du dieses Karussell unbedingt stoppen und darauf vertrauen können, dass du eine positive Lösung findest. Und es gibt viele Möglichkeiten, dieses Problem positiv anzugehen.

Die Methode, die Isabel am meisten geholfen hat, war die der Affirmationen.

Affirmationen sind selbstbejahende Sätze, die man sich selbst immer wieder sagt, um die Gedanken allmählich umzuprogrammieren.[4]

Im Gegensatz zur Meditation, bei der man Gedanken Gedanken sein lässt, was in einer akuten Krisensituation kläglich scheitern kann, arbeitest du hier aktiv mit.

Hier Isabels Affirmationen:

ICH STEIGE AUS, ICH STEIGE NICHT EIN.
ICH BLEIBE GELASSEN.
IM VERGLEICH ZUM GANZEN LEBEN, IST ES NUR EIN WIMPERNSCHLAG.

---

4 https://arbeitsblaetter.stangl-taller.at/MOTIVATION/Positives-Denken.shtml entnommen 27.03.2022

ICH HABE ZEIT.
ICH HABE UNTERSTÜTZUNG, WENN ES HART WIRD.
ICH WERDE NICHT ALLEIN SEIN.
ICH BLEIBE KLAR - ES GEHT NICHT UMS SIEGEN.
DIE KRAFT IN MIR IST LIEBE.
ICH KANN UNABHÄNGIG HANDELN.

Affirmationssätze schreibst du dir jeden Tag mehrfach, 20- bis 30-mal auf. Zusätzlich kannst du sie dir ständig laut vorsagen, immer dann, wenn dein Gedankenkarussell am stärksten ist.

Bis heute haben sich die Sätze bei Isabel stark eingeprägt und geben ihr Kraft.

Visualisiere einen Sicherheitsanker

Auch eine Methode, die enorm effektiv ist, ist der visuelle Sicherheitsanker. Ich kannte diese Technik aus der Traumatherapie, zum Beispiel bei Flüchtlingen, die furchtbare Dinge in Kriegsgebieten erlebt hatten und sich schnell gedanklich aus Situationen befreien mussten. Ich übte sie mit Isabel mehrfach in unseren Sitzungen, bis sie sie auch alleine praktizieren konnte.

Sie funktioniert wie folgt:

Du nimmst eines deiner Lieblingsfotos (funktioniert auch mit einem gedanklichen Bild) und hältst es für einige Minuten vor deine Augen.

Dann notierst du dir die Antworten auf folgende Fragen auf einen Zettel:

- Welche Personen sind an welchem Ort zu sehen?
- Welche Details sind zu erkennen?
- Wie habe ich mich (und die anderen Personen) gefühlt?
- Welches Wort steht stellvertretend für das Bild?

Danach schließt du die Augen und stellst dir das Bild mit all seinen Facetten vor. Du sprichst das Stellvertreterwort laut aus.

Wann immer du in Zukunft in eine Situation gelangst, die dich überfordert, dir emotionalen Stress macht oder dein Gedankenkarussell startet, visualisierst du dein Bild, indem du es mit dem Stellvertreterwort startest.

Mit etwas Übung funktioniert dieses gedankliche Stop-System binnen Sekunden.

Hier findest du Isabels ganz private Notizen:

Welche Personen, sind an welchem Ort zu sehen?
»Emma (4) und ich, auf der Treppe im Erdgeschoss unseres Hauses. Wir sitzen genau in der engen Kurve, die nach oben führt.«

Welche Details sind zu erkennen?
»Wir sitzen sehr eng nebeneinander, eigentlich ist viel zu wenig Platz. Um uns herum herrscht Chaos. Alle möglichen Klamotten und Zettel, die nach oben getragen werden sollen. Wir sitzen genau gleich und sehen uns sehr ähnlich. Auf den Treppenstufen sind Teppiche aufgeklebt, hässlich, aber irre gemütlich. Wir schauen uns direkt in die Augen. Emma strahlt über das ganze Gesicht. Ihre riesigen blauen Augen leuchten und ihr Mund hat sich zu einem großen Lachen geöffnet. Meine Hände umschließen ihren Kopf.«

Wie habe ich mich (und die anderen Personen) gefühlt?
»Egal was vor 2 Minuten war, ich bin voller Liebe und Zuneigung. In mir ist Glück. Emma scheint vor Fröhlichkeit zu platzen. Sie wirkt frei und unbekümmert, ihre Welt ist in Ordnung. Zwischen uns passt keine Feder, nicht auf der Treppe und auch sonst nirgendwo. Ich werde gebraucht und unendlich geliebt. Ich sitze gerne auf der Treppe.«

Welches Wort steht stellvertretend für das Bild?
»Treppe.«

<u>Die Positiv-Liste deiner Beziehung</u>
Ganz im Ernst. Das Thema haut dich aus den Socken, doch wahrscheinlich laufen einige Sachen auch fantastisch. Verleihe ihnen wieder Gewicht, denn sie machen dich stark.

Dabei helfen kann dir die untenstehende Positiv-Liste für Beziehungen.

Hierbei kannst du für jedes Thema ein Herz ausmalen, stellvertretend für das, was du an deinem Partner besonders schätzt. (Die Punkte kannst du beliebig ergänzen.)

Sind möglichst viele Herzen gefüllt, habt ihr eine tolle Basis, um die nächste Zeit zu bestehen. Sind viele Herzen offen, dann weißt du immer mehr, woran es später gilt zu arbeiten.

ELTERNQUALITÄTEN
HUMOR
VERSTÄNDNIS
ZUVERLÄSSIGKEIT
SEXUALITÄT
TREUE
KOMMUNIKATION
VERTRAUEN
FÜRSORGE
GEMEINSAMKEITEN

3. Kapitel
Das Begleiter-Trauma

»Die Zukunft ist nie wie die Vergangenheit. Was sicher ist, ist das die Zukunft kommt.«
– Anna Schatz

Achtung: Eine ehrliche Warnung vorab!

In diesem Kapitel gehen wir ans Eingemachte. Es werden Szenen und Bilder besprochen, die unter Umständen ein Posttraumatisches Belastungssyndrom auslösen können.

Solltest du mit den Inhalten des Suchtmaterials deines Partners noch nicht in Kontakt gekommen sein, dann kannst du dieses Kapitel erst mal überspringen und später darauf zurückkommen.

Es ist eventuell sinnvoll, die expliziten Inhalte unter professioneller Begleitung, wohldosiert oder im gemeinsamen Gespräch mit deinem Partner (und nicht in Bildform), kennenzulernen. Weitere Infos findest du in den Fakten zu diesem Kapitel.

Ich hatte es geschafft. Ich war am nächsten Morgen einfach aufgestanden, hatte meine Kinder angezogen, in den Kindergarten gebracht und liebevoll in den Tag geschickt. Auch von Maik hatte ich mich, mit dem nötigen Abstand zwar, aber freundlich und ruhig verabschiedet. Danach fuhr ich zum Flughafen und parkte mein Auto. Mein Flieger nach Berlin wartete und ehrlich gesagt war ich froh, dass ich nun für zwei Nächte mein Leben verließ. Noch vor kurzer Zeit sehnte ich mich auf Geschäftsreisen in jeder Sekunde nach meinem Zuhause. Es waren gar nicht so sehr meine Kinder. Die vermisste ich auch. Doch ich wusste, dass ihre Zeit schnell verstrich. Sie waren es von klein auf gewohnt, dass ich hin und wieder mal weg war. In der Zwischenzeit freuten sie sich wahnsinnig auf Qualitätszeit mit ihren Großeltern und auch mit ihrem Vater. Nein, es war er, den ich am meisten vermisste.

Jetzt, wo ich wusste, womit er seine Abende allein zu Hause verbrachte, schämte ich mich für die naiven und allzu romantischen Vorstellungen meiner Ehe. Hatte ich tatsächlich geglaubt, er würde abends durch die Galerieansicht seines Handys scrollen, gemeinsame Fotos anschauen, in Erinnerungen schwelgen und auf eine Nachricht von mir warten? Welche Partner taten so was schon nach einigen Jahren Beziehung, mit Kindern und im gefestigten Alltag? Ich.

Nein, Maik hing ganz anderen Fantasien nach und ich wollte Abstand. Es gelang mir gut, mich während der Arbeit zeitweise abzulenken. Je mehr um mich herum passierte, vor allem je mehr von mir gefordert wurde, desto besser ging es mir. Das dachte ich zumindest. Meine Kunden verlangten Höchstleistung von mir und ich lieferte ab. Ich steckte jede Energie, die ich aufwenden konnte, in das, was ich gerade tat, denn in jeder stillen Sekunde spürte ich, wie eine Welle der Panik mich einholte. Sie fühlte sich an wie eine Feuerwalze, die sich warm, dann immer heißer auf mich zubewegte und deren heißem Rauch ich unausweichlich gegenüberstand.

Ich lebte unter einer Saugglocke und bemühte mich, alle schädlichen Gedanken draußen zu lassen. Es verschaffte mir das Gefühl von Sicherheit, gute Arbeit zu leisten, wenn mir privat so viel entglitt. Gleichzeitig bemerkte ich, dass ich zum einen immer empfänglicher für die Blicke anderer Männer wurde; auf der anderen Seite beäugte ich fast jede Frau und kategorisierte sie in »für Maik sexuell anziehend« oder nicht. Ich beurteilte mich den ganzen Tag. Ich knipste ständig Selfies von mir, um sie Maik zu schicken, in der Hoffnung auf eine positive Reaktion, die meistens nicht kam.

Abends kam ich vollkommen erschöpft im Hotelzimmer an. Ich saß auf dem Bett und konnte nicht mal mehr die Kraft aufbringen, mich zu duschen. Ich war froh darum, denn es war meine einzige Chance, in den Schlaf zu finden.

Nach einem weiteren Arbeitstag traf ich am Flughafen ein und wartete auf meinen Rückflug.

Berlin Tegel. Ich schaute auf die Anzeigentafel und sah zweieinhalb Stunden Verspätung. Die Wartehalle war menschenleer.

Na gut, ein bisschen ausruhen, bevor ich nach Hause komme, tut mir sicher gut, dachte ich und setzte mich auf eine Bankreihe. Ich hörte meine Voicemail ab, auf der eine lange Nachricht von Lena war: »Sag mal, meldest du dich mal? Ich mache mir langsam Sorgen! Was ist mit Maik, hast du noch was rausgefunden? Hast du dir die Videos angeschaut, soll ich mal mit ihm reden?«

Ach ja, die Videos. Ich schaute in meine Mails und öffnete die Linkliste, die ich mir von seinem Laptop geschickt hatte. Da war sie. Die Parallelwelt von Maik.

Na, dann mal los.

Eine junge Frau im Sportbadeanzug kniet vor einem Mann, der nur von hinten zu sehen ist. Sie befriedigt ihn oral, sieht ihn an, bis er auf ihr Gesicht ejakuliert.

Er hatte es sich Hunderte Male angesehen.

Eine andere noch jüngere Frau im silbernen Glitzerbadeanzug kommt gerade aus dem Pool und strahlt in die Kamera.

Wieder ein Badeanzug. Das Video befand sich in seinem YouTube-Verlauf, gespeichert unter Favoriten. Die Frau sieht megaheiß aus. Toller Busen, wohlgeformter, weiblicher Körper. Sie ist jung, sie schreit nach Sex.

Links zu Bademodeseiten, Bikinis, Badeanzügen, Neoprens.

Was für eine Verbindung, dachte ich.

Maik ist seit seiner Jugend Triathlet. Schwimmen hat dabei eine besondere Bedeutung für ihn. Als kleiner Junge hatte er panische Angst vor dem Schwimmen. Er traute sich erst sehr spät und unter Protest ins Wasser und wurde dann zu einem der erfolgreichsten Triathleten seiner Altersklasse deutschlandweit.

Auch Maiks Vater kam mir auf einmal in den Sinn. Stundenlang verbrachte er damit, auf einem Sessel zu sitzen und Schwimmwettkämpfe oder Leichtathletik im Fernsehen zu schauen, besonders auch die der Frauen. Ein Schauer überkam mich. Stimulierten ihn diese Bilder, die er schaute, während ich mit meiner Familie auf dem Sofa saß? Befremdlich.

Weiter.

Eine Arztpraxis. Ein Mann in einem grünen OP-Anzug »behandelt« eine Frau. Sie ist spindeldürr. Ihre Brüste sind kaum vorhanden. Nur ihre Brustwarzen stechen deutlich hervor. Ihr

Körper ist in Lederriemen eingeschnürt. Sie sitzt auf seinem Bein und er »befriedigt« sie schmerzhaft mit den Fingern. Es waren keine Gesichter zu sehen.

Oh mein Gott.

Ich saß allein in der Wartehalle des Flughafens und weinte. Etwa einhundert Meter weiter saß der nächste wartende Passagier und telefonierte laut. Er bemerkte mich nicht. Die Situation war so absurd wie echt zugleich.

Weiter.

Wieder sah ich den Begriff MILF. Eine Frau um die sechzig, komplett in schwarzem Lack, wird von drei halbstarken Männern auf einem Bett überfallen. Die Szene wirkte harmlos. Wahrscheinlich wurde sie deshalb nur für vierzig Sekunden angeklickt.

Danach Links zu Erotikshops, Ledermode, Kleidertauschbörsen.

Ich ging zur Toilette und übergab mich. Ich ekelte mich nicht. Es fühlt sich eher an wie bei einer starken Migräne. Mein Gehirn war nicht in der Lage, die vielen Reize zu verarbeiten. Vor mir drehte sich die Welt. Mir war heiß und kalt. Ich sank kurz auf dem Boden zusammen und ließ es geschehen, bevor ich mich wieder sammelte und einen Entschluss fasste: Jetzt mache ich es ganz. Ich würde mir alles anschauen. Ich wollte einfach wissen, was genau es war, was Maik von mir wegzog, in diese geheimnisvolle Welt, die ich noch nicht kannte.

Ich ging zurück zu meinem Platz und schaute weiter.

In einem Wohnzimmer läuft eine Frau um die zwanzig lachend hin und her. Sie trägt einen kurzen Schottenrock und ein viel zu kleines weißes Oberteil. Auf einem Sessel ein nackter Mann, ein weiterer filmt. Abwechselnd befriedigt sie sich selbst oder einen der Männer oder beide. Dabei sind Nahaufnahmen ihres Geschlechtsteils oder ihres Anus zu sehen. Die Frau hat wahnsinnige Lust, ja sie ist wollüstig, erregt. Später würde sich genau dieses Kleidungsstück, der kleine Schottenrock, in meinem Kleiderschrank wiederfinden.

An diesem Tag schaute ich noch ungefähr einhundertfünfzig weitere Videos. Heute, fast drei Jahre später, erinnere ich mich an die hier beschriebenen noch detailgetreu. Die Bilder holen mich immer wieder ein. Sie sind einfach da, in den unpassendsten Momenten, und schnüren mir die Kehle zu. Oft sitze ich allein im Auto und ohne Vorwarnung steigen mir Tränen in die Augen. Die Bilder kommen reflexartig und verschwinden wieder, doch lösen sie immer noch dasselbe überwältigende Gefühl in mir aus.

Dort, mitten in der Wartehalle des Flughafens, entfleuchte die Kraft aus meinem Körper. Ich konnte nicht mehr. Ich stellte mich in die Warteschlange vor dem Check-in und schrieb Maik eine Nachricht: »Maik, ich habe mir die ganzen Links angeguckt. Ich habe das alles gesehen und mir geht es sauschlecht. Ich weiß nicht, wie wir das alles schaffen sollen. Ich habe das Gefühl, du brauchst Hilfe, wir brauchen Hilfe. Ich denke, es wird sich einiges verändern und ich verstehe das alles nicht und du erzählst mir auch nichts. Ich glaube nicht, dass ich dir so noch nahe sein kann, mit dir schlafen kann. Bitte rede doch mit mir«.

Maik sendete eine Voicemail zurück: »Es tut mir so leid. Ich weiß nicht, wie ich es dir erklären soll. Es geht nicht um dich, glaub es mir, du bist toll. Ich liebe dich, glaub mir das bitte.«

Kurz vor dem Boarding nahm ich Lena eine Sprachnachricht auf: »Hi Lena. Ich habe mir heute alles angesehen. Es ist schlimm. Alles, was er dort sucht, ist so anders als bei uns. Es ist anders als ich und ich weiß nicht, ob ich das kann und will. Ich will nicht mehr von ihm angefasst werden, an wen denkt er denn dabei? Er hat das jeden Tag gemacht. Ich muss mir was überlegen. Das einzig Positive: Wenigstens keine Kinder!«

Als ich im Flieger saß, kam sie dann, die Antwort von Lena, die ich in den nächsten Monaten noch so oft hören sollte: »Du kannst auch gehen, das weißt du! Du schaffst das alles auch allein und wir sind für dich da. Du musst nichts tun, was du nicht möchtest, es hat alles Grenzen und wenn er das nicht kapiert, schmeiß dein Leben nicht weg!«

Ich könnte auch gehen.

Mein Bauch zog sich so schmerzhaft zusammen wie in den letzten Stunden vor einer Geburt. Ich wollte nicht gehen, Ich wollte, dass es wieder gut wurde, und das fühlte sich nach einem großen Unterschied an. Das Einzige, was ich noch nicht wusste, war, wie es ging.

Zu Hause angekommen, war alles anders.

Ich fragte mich, wie Maik das nur konnte. Mir war jetzt, mit all der Achtsamkeit, jedes Mal bewusst, wenn er wieder ein paar Stunden in seinem anderen Leben verbracht hatte. Nicht nur, dass ich einen sechsten Sinn für die Veränderungen in seiner Körpersprache, seiner Mimik und auch seiner Stimmung entwickelt hatte, mittlerweile fielen mir auch andere Zusammenhänge auf, die mir früher einfach nicht klar waren.

Hatte er relevante Links angeklickt, erschienen auch bei mir entsprechende Werbeanzeigen. Ich bekam sie als E-Mail, sie erschienen in diversen Messengern und sogar als Autovervollständigungen bei Google. Zu diesem Zeitpunkt hatte ich kapiert, dass das Internet natürlich wusste, dass Maik und ich zusammengehörten und Suchmaschinenoptimierer von gemeinsamen Interessen ausgingen.

Seine Geräte waren verseucht. Doch Maik bemühte sich nicht, besonders nett oder aufmerksam zu mir zu sein. Nein, er bemühte sich schlichtweg so zu sein, als wäre alles ganz normal. Er begrüßte mich abends wie selbstverständlich liebevoll und fragte nach meinem Tag und legte sich abends neben mich ins Ehebett.

Maik schlief die Themen einfach weg und startete jeden Tag wieder neu in diese Hölle von Leben. Ich war so fassungslos von diesem Verhalten, dass ich überhaupt noch nicht darauf reagieren konnte.

Mein Wunsch, körperliche Distanz aufzubauen, wurde immer stärker. Ich wollte weder berührt noch angeschaut werden und ich wollte ihn bestrafen. Ich wünschte mir, dass er merkte, wie sehr er mich verletzte und wie sehr er mich brauchte, wie großartig ich als Ehefrau funktionierte und wie toll mich andere Männer fanden.

Doch er merkte es nicht. Ihm waren die Konsequenzen schlichtweg egal. Der nächste Klick, der nächste Kick, der nächste Pseudo-Orgasmus, irgendwie schien sich alles nur darum zu drehen, wie er möglichst schnell zur Arbeit kommen könnte oder die Kinder ins Bett verstaut hatte.

Maik hielt alles aus und ich verstand es nicht. Wollte er nicht mal ein wenig kämpfen?

Und dann waren da noch unsere Kinder. Trotzdem ich bei allem, was ich gesehen hatte, nicht ein einziges Anzeichen auf Kinderpornografie gefunden hatte, hatte ich Angst. Ich wusste anscheinend nichts über die sexuellen Neigungen meines eigenen Mannes. Ich beäugte ihn mit Adleraugen. Jedes Mal, wenn ein Kind auf seinem Schoß lag oder von ihm angezogen wurde, wurde ich nervös. Die Wahrheit war, ich prüfte, ob er erregt war. Von außen betrachtet kam es mir verrückt vor, doch ich traute ihm nicht mehr. Ich schloss nichts aus und war auf der Hut.

Hatte mich Maik die ganze Zeit hinters Licht geführt, belogen und betrogen? Ich konnte mir nicht sicher sein. Also woher sollte ich wissen, dass es nicht unsere Kinder betraf.

In diesen Tagen sprachen wir nicht viel. Ich lebte weiter in meiner Saugglocke und Maik gab sich keine Mühe, mich dort herauszuholen.

Doch auf dieses eine Thema sprach ich ihn eines Abends an: »Maik, ich mache mir Sorgen, wenn du mit den Kindern allein bist. Ich möchte nicht, dass sie nackt bei dir sind. Was löst das in dir aus? Ich möchte auch nicht, dass sie zufällig etwas mitbekommen: Ich muss sie beschützen, jetzt muss ich sie vor dir beschützen. Bitte sorge wenigstens dafür, dass unseren Kindern nichts widerfährt.«

Seine Antwort verunsicherte mich mehr als alles andere: »Ganz ehrlich, diese Sorge ist unbegründet. Das ist einfach etwas, was in meinem Kopf so verboten ist, dass es komplett nicht passiert.«

Das konnte ich nicht verstehen. Wir redeten über sexuelle Befriedigung, über Lust und Leidenschaft. Das hatte nichts mit Rationalität zu tun. Es gab keinen Knopf zum An- und Ausschalten, oder doch? Wie so oft gab es keinerlei Annäherung oder Verständnis. Maik brachte nur diese eine, knappe und vollkommen unemotionale Antwort auf und beendete danach das Gespräch. Er hatte keine Lust, sich mit mir zu unterhalten, und schon gar nicht über dieses Thema. Jeden weiteren Versuch einer Frage blockte er lieblos ab und irgendwann ging er dann einfach.

An diesem Abend suchte ich im Internet das erste Mal nach folgenden Begriffen: Scheidung, Berechnung Unterhaltszahlung, Auflösung GmbH.

Ich war mir nicht mehr sicher und ich stellte fest: Ich konnte gehen, wenn ich wollte, und es machte mir nicht mal Angst. Doch wollte ich?

Die Fakten

Ganz gleich, um welches potenzielle Suchtmittel es in deiner Geschichte geht: Du bist zu diesem Zeitpunkt wahrscheinlich auf ein unvorstellbares Ausmaß an Konsum gestoßen. Wahrscheinlich kannst du dir gar nicht vorstellen, wie der betroffene Mensch dieses Ausmaß in sein tägliches Leben integrieren kann und den Konsum über Jahre aufrechterhalten konnte.

Und bevor du weiter über diese Frage nachgrübelst, mit hoher Wahrscheinlichkeit lautet die Antwort: »Nein. Das Ausmaß, das du findest, ist nicht okay.«

Es ist enorm wichtig, dass du dir nun Zeit für eine bewusste Entscheidung nimmst. Die Entscheidung, ob du wirklich in die Welt des potenziellen Suchtmittels eintauchen möchtest. Es wird vielleicht schlimmer als erwartet, es wird dich verletzen, dich schockieren, und die Bilder werden dich für sehr lange Zeit begleiten.

Eure Partnerschaft wird sich grundlegend verändern und auch du wirst das.

Wenn du dich dafür entscheidest, bereite dich in Ruhe darauf vor. Du hast Zeit. Dein Weg wird eh ein langsamer und langwieriger sein.

Wenn du dich noch nicht bereit dafür fühlst, weil dir die ersten kurzen Eindrücke bereits Angst gemacht haben und du noch verdauen musst, dann warte ein wenig.

Wenn du dich dagegen entscheidest, weil du dich in deiner derzeitigen Lebenssituation nicht stark genug dazu fühlst, oder wenn du dich dagegen entscheidest, weil du es einfach jetzt gerade noch nicht möchtest – dann ist das okay, diesen Zeitpunkt bestimmst nur du.

Bevor du dich mit dem potenziellen Suchtmittel konfrontierst, bestimme Ort und Zeit

Wähle einen Ort, der für deinen Geist Ruhe und Kraft bedeutet.

Jeder von uns hat Kraftorte. An Kraftorten tanken wir auf, wir fühlen uns ruhig und stark. Diese Orte müssen nicht ausgefallen oder besonders konzipiert sein. Es kann ein Stuhl im Garten sein, oder ein alter Sessel. Auch eine Bank im Park, auf der wir öfter verweilen, oder ein Spazierweg, den wir nach einem anstrengenden Tag gehen, kann unser persönlicher Kraftort sein.

Da die Konfrontation mit eventuell nervenaufreibenden Bildern für dein Gehirn enormen Stress bedeuten wird, hilft es dir, wenn die Umgebung dafür sorgt, dass alles andere auf dich eher beruhigend wirkt und Sicherheit vermittelt. Auf keinen Fall solltest du zusätzlichen Stress empfinden, wie zum Beispiel durch einen verspäteten Flug.

Weihe eine vertraute Person ein

Es sind Tabuthemen, mit denen du konfrontiert wirst. Und genau deshalb ist es so wichtig, dass du genau jetzt bereits anfängst, mit anderen Menschen darüber zu sprechen.

Du kannst selbst entscheiden, ob du in die Konfrontation mit jemandem gemeinsam gehst oder vereinbarst, dass derjenige direkt für dich ansprechbar ist, wenn es so weit ist.

Denn deine eigenen Moralvorstellungen und tiefsten Glaubenssätze werden vielleicht infrage gestellt werden.

Isabel hat lange mit niemandem über den Inhalt der Videos gesprochen und vor allem nicht darüber, was es mit ihr als Begleiterin und Partnerin macht. Sie fühlte sich unfähig, das Gesehene in Worte zu fassen, fühlte sich wie sprachlos und erstarrt. Genau das sind bereits Symptome eines akuten Traumas.[5]

Später bereute sie es, denn die Wunden saßen tief und noch tiefer das Gefühl des Alleinseins.

Du bist nicht allein! Deinen Partner schützt du so nicht.

Für vertraute Personen gibt es unterschiedliche Möglichkeiten: eine gute Freundin, ein guter Freund oder ein Familienmitglied kann natürlich dazugehören, doch auch eine externe Person bietet sich hier optimal an, so wie ich, Anna Schatz, als Coachin für Isabel.

Der Vorteil bestand darin, dass ich zu keinem Zeitpunkt Isabels eigene Moral oder die von Maik bewertete. Der Ausgang der Geschichte war zu jedem Zeitpunkt offen und ich wäre an ihrer Seite geblieben, ganz gleich für welchen Weg sie sich entschieden hätte.

Auf die möglichen Stellen, bei denen du dich von Experten beraten lassen kannst, gehe ich in Kapitel 4 ein.

Schaffe dir danach Freiraum für dich

Sorge direkt dafür, dass du nach der Konfrontation etwas Zeit für dich hast. Rausche nicht ins Alltagsleben zurück.

Um ein Trauma zu verhindern, ist es unbedingt erforderlich, dass dein Gehirn das Gehörte oder Gesehene verarbeiten kann.

Vielleicht ist alles okay? Dann nutzt du die Zeit einfach, um abzuschließen und dich zu sortieren.

Doch vielleicht stehst du unter enormem Stress. Dann können die folgenden Dinge helfen:

- Ausdauersport
- Entspannungsübungen
- Bewegung an der frischen Luft

5 DEGPT Deutsche Gesellschaft für Psychotraumatologie / Akute Belastungsreaktion, entnommen 05.09.2020 https://www.degpt.de/informationen/fuer-betroffene/trauma-und-traumafolgen/posttraumatische-beschwerden/akute-belastungsreaktion/

- Yoga
- Geistige Ablenkung, zum Beispiel Lesen oder Zeichnen
- Aufschreiben der eigenen Gedanken

Isabel entschied sich für Sport. Da sie aufgrund ihrer familiären Situation abends nicht wegkonnte, schloss sie ein Abo bei einem Online-Fitnessanbieter ab und belegte jeden Abend einen Kurs.

Was ist eigentlich ein Trauma?

Die DEGPT beschreibt es wie folgt[6]:

Es ist eine seelische Verletzung, zu der es bei einer Überforderung der psychischen Schutzmechanismen durch ein traumatisierendes Erlebnis kommen kann.

Das bedeutet für uns, dass unsere Seele etwas erlebt, sieht, hört, was sie zunächst als tiefe Verletzung empfindet. Diese Verletzung bedeutet für unseren Körper ein Höchstmaß an Stress. Unser Körper, der über ein ausgereiftes Stressbewältigungssystem verfügt, kann diesen Stress nicht mehr bewältigen und kapituliert.

Doch Vorsicht. Im Volksmund wird der Begriff Trauma für die verschiedensten schlimmeren Erlebnisse verwendet. In der Medizin werden Trauma engmaschig diagnostiziert.[7]

Auszug ICD-Code: Trauma sind Erlebnisse, die objektiv »mit außergewöhnlicher Bedrohung oder katastrophenartigem Ausmaß« (ICD-10) einhergehen oder die »den tatsächlichen oder drohenden Tod, tatsächliche oder drohende ernsthafte Körperverletzung oder eine Bedrohung der körperlichen Unversehrtheit von einem selbst oder anderen« (DSM-IV) einschließen, sowie subjektiv »bei fast jedem eine tiefe Verzweiflung hervorrufen würde« (ICD-10) beziehungsweise mit »starker Angst, Hilflosigkeit oder Grauen« erlebt wurde.

---

6 https://www.degpt.de/informationen/fuer-betroffene/trauma-und-traumafolgen/ entnommen 05.09.2020

7 https://www.degpt.de/informationen/fuer-betroffene/trauma-und-traumafolgen/ entnommen 05.09.2020

4. Kapitel
Normal und Moral

»No one saves us but ourselves. No one can and no one may.
We ourselves must walk the path.«
– Gautama Buddha

Ich stand im Wohnzimmer und bügelte unsere Wäsche. Mein Mann machte irgendwas. Ich wusste nicht was, es war mir egal. Alles war mir egal. Meine Kinder machten irgendwas. Solange sie mich nicht brauchten, war es mir egal. Ich fragte mich, ob mich überhaupt jemand hier brauchte. Maik brauchte mich anscheinend nicht. Er kam gut allein klar. Denn seit dem Morgen lief wieder alles ganz normal. Maik war einfach aufgestanden, mit den Kindern zum Brötchen holen gefahren und hatte mich freudestrahlend am Frühstückstisch erwartet. So lief es jedes Mal. Ich hatte es so was von satt, dieses Ignorieren meiner Gefühle.

Die Wahrheit ist die, dachte ich, während ich zum x-ten Mal meine Bluse bügelte. *Die Frauen in den Pornos sind Maiks Geliebte. Er will sich gar nicht von ihnen trennen. Denn Ansprüche stellen die nicht. Sie lassen sich einfach von ihm f*, so wie er es gerade braucht. Er wertet sie ab, er benutzt sie und danach schaltet er sie aus. Wahrscheinlich wäre ihm das bei mir auch am liebsten, nur es funktioniert nicht. Deshalb ignoriert er einfach alles, was mich zu einer lebendigen Frau macht. Emotionen und Erwartungen, diese lästigen Dinge. Am nächsten Morgen dann knipst er mich mit einem tollen Frühstückstisch einfach wieder an, und wenn gar nichts mehr geht, kommt Selbstmitleid, das zieht fast immer.*

Ich strahlte aber nicht mehr zurück. Es kotzte mich an. Diese scheinheilige Welt, in der er lebte, nervte mich immer mehr. Das vorgespielte Bestreben, ein guter Ehemann zu sein, es kotzte mich so sehr an, dass ich ab und zu wirklich einen starken Würgereiz empfand.

Maik verstand gar nichts. »Was hat das eine mit dem anderen zu tun?«, das hätte er sicher gesagt, wenn ihn jemand gefragt hätte. Das dachte ich zumindest, denn fragen wollte ich ihn zu diesem Zeitpunkt nicht. Denn Maik log. Er belog einfach jeden. Niemand wusste von seinen nächtlichen (und täglichen, wie mir erst später bewusst werden würde) Flüchten in die virtuelle Sexwelt und niemand wusste, wie schlecht er mich behandelte. Sobald wir Besuch hatten, war er gesellig, sympathisch und freundlich. Doch für mich hatte das alles sehr viel miteinander zu tun. Denn ich mochte Maik nicht mehr.

Es bedeutete mir nichts mehr, wenn er zwischendurch zufällig mal ein nettes Wort verlor oder den Abwasch machte. Er betrog mich, er log mich an und er behandelte mich auch sonst ziemlich mies. Maik war oft schlecht gelaunt, antwortete sarkastisch, aggressiv oder auch gar nicht auf meine Fragen. Ganz häufig war es auch sein prüfender und abwertender Blick und sein lautes Stöhnen, bevor er sich bewegte oder etwas sagte, was mir ein schlechtes Gefühl gab. Und vor allem war er überhaupt nicht bereit dazu, irgendwas an diesem Zustand zu ändern, sofern es auf seine Kosten ging.

Und das bedeutete einfach alles!

Noch gestern vor dem Einschlafen war mir klar, wir schafften es nicht, Maik schaffte es nicht. Er hatte echt ein gehöriges Problem. Wir mussten miteinander reden und eines war klar: Maik war am Zug, er brauchte Hilfe, und zwar professionelle, sonst war unsere Ehe verloren. Es machte mir weniger Angst, mich von Maik zu trennen, als meine Kinder zu Scheidungskindern zu machen. Doch ich bemerkte aufmerksam, wie meine Bereitschaft dazu wuchs.

Ich musste mich gut vorbereiten und recherchieren, damit es weder Ausreden gab noch er eine lange Zeit damit zubringen konnte, zu schauen, wo er hingehen konnte. Es musste jetzt passieren, sofort, sonst war es zu spät.

Nachdem der Vormittag so dahinplätscherte – ich machte vor den Kindern einen auf Happy Family und das gelang mir ziemlich gut –, setzte ich mich am Nachmittag an den großen Holztisch und suchte im Internet.

Maik war mit Emma und Louis zu seinen Eltern gefahren, somit hatte ich die nötige Ruhe, das Netz nach allen Suchbegriffen zu durchforsten, die mir in den Sinn kamen.

Suchbegriff: *Pornosucht Ehemann*
Ich fand zwei Artikel, die mich interessierten.

Der erste erschien mit dem Kurzsatz: »Jacobs hat zusammen mit ihrem Mann den Absprung geschafft. Die Ehe von Ilona Jacobs wäre an der Pornosucht ihres Mannes fast zerbrochen.[8]« Ich las den Artikel, doch beschloss, ihn schnell zur Seite zu legen, nachdem ich bemerkte, dass die Dame, die hier ihre Erfahrungen beschrieb, immer wieder betonte, wie sie Hilfe im Beten und ihren Bezug in Gott fand. Außerdem störte mich dieser Part massiv: »Es gibt verschiedene Möglichkeiten, auf das Chaos der Gefühle zu reagieren, das eine Frau erlebt, die mit einem pornosüchtigen Mann lebt. In Matthäus 18,15-17 wird eine gute Möglichkeit beschrieben, wie man reagieren kann: Sprich mit einem Freund über die Probleme.

So viele Ehen, die mit Pornografie Probleme haben, haben keine echten Freunde oder sie vertrauen sich niemandem damit an. Wenn die Pornosucht eines Mannes sich zum Ehebruch steigert, ist es noch schwieriger, mit jemandem darüber zu reden.« Ilona Jacobs.

Wieso sollte mir so etwas passieren? Ich hatte viele Freunde und Maik auch. Ich konnte mir nicht vorstellen, warum sich das verändern sollte. Später würde mir klar werden, dass genau das nicht nur vielen anderen Betroffenen und ihren Begleitern, sondern auch mir passieren würde. Das Thema Porno- und Sexsucht ist in Deutschland Tabu und Berührung damit nicht erwünscht. Die Menschen können leichter mit dem Ende einer langen Freundschaft hausieren gehen als sich mit dem offenen Umgang mit Suchtproblemen in Familien auseinanderzusetzen, in denen sich ein Partner öffentlich und nicht im Verborgenen dazu bekennt, an der Seite eines Menschen mit Sucht durch die Zeit der Bekämpfung zu gehen. Auch Menschen mit Sucht wird

---

8 https://www.erf.de/themen/glaube/mein-mann-war-pornosuechtig/2803-542-3354 Artikel vom 02.10.2016, Autorin Hanne Keller

eher dazu geraten, hinter verschlossener Hand über ihr »Problemchen« zu sprechen. Auf die Unterstützung von Gott konnten wir wohl nicht hoffen, denn in der Kirche waren wir schon lange nicht mehr und überhaupt war ja klar, dass religiöse Fanatiker alle Themen überdramatisieren, die mit Sexualität zusammenhängen. (Heute sage ich Pustekuchen! Es kann eine sehr gute Möglichkeit sein, sich im Glauben und Beten zu stabilisieren. Es schafft innere Stärke und eine Möglichkeit zum inneren Zwiegespräch, genau wie das Meditieren, Yoga oder Boxen.)

Der zweite Artikel, »Pornosucht bleibt eine lebenslange Verwundung«[9], war von der Deutschen Ärztezeitung[10] geschrieben. In dem Interview beschreibt ein Facharzt systematisch, wer am häufigsten betroffen ist, in welchen Situationen die Sucht hervortritt und wie die Therapie aussehen muss. Besonders diese Sätze blieben bei mir hängen: »Pornosucht bleibt eine lebenslange Verwundung. Es gibt auch kein Davonkommen ohne Rückfälle. Aber diese Rückfälle sind nicht so gravierend wie etwa bei Alkoholikern. Der Pornosüchtige muss die Rückfälle als Lernfeld begreifen und zum Beispiel gesunde Aktivitäten finden wie etwa im Chor singen, Sport treiben oder dergleichen. Etwa zwei Drittel der Betroffenen machen große Entwicklungsfortschritte durch die Psychotherapie.«

Okay, es war also möglich. Maik konnte es schaffen. Doch wo sollte er hin? Maik war Kassenpatient. Bis er einen Therapieplatz bei einem Therapeuten bekäme, würden viele Monate vergehen, und diese Zeit hatten wir nicht.

Suchwort: *Pornosucht Anlaufstellen*
Ich fand einfach nichts. Maik konnte doch nicht der Einzige sein.

Das, was mir angezeigt wurde, waren lauter dubiose Onlineangebote. Schon auf den ersten Blick wirkten sie auf mich unseriös bzw. ich hatte das Gefühl, dass eine Online-Therapie mit sieben Tage Challenge nicht das Richtige sein konnte. Maik

---

9 Dr. Kornelius Roth in Artikel 3 des Artikels in 7

10 https://www.aerztezeitung.de/Panorama/Pornosucht-bleibt-eine-lebenslange-Verwundung-235054.html, Artikel erschienen 19.02.2016

hatte ein Online-Sucht-Problem, wie sollte es da Sinn machen, das ganze online anzugehen?

Ich war erschrocken: Ich selbst hatte vor einigen Jahren bei einer Freundin mitbekommen, wie sie immer mehr dem Alkohol verfallen war, nachdem ihre Eltern sich getrennt hatten und lange darüber stritten, wo sie leben sollte. Mir war klar, dass Menschen mit Suchterkrankungen immer eine Geschichte hatten. Kein Mensch entscheidet sich bewusst zum Süchtigsein. Oft sind frühe Kindheitserfahrungen und Erfahrungen in einem nicht funktionierenden Familiensystem, ein Missbrauch oder eine Persönlichkeitsstörung Ursachen für die Suchterkrankung. Eine Suchttherapie gehört immer in professionelle Hände.

Und ich fand viele private Blogs von Betroffenen. Immerhin, dachte ich, es gab auch andere. Was mir beim Durchscrollen sofort auffiel: Man musste sich durch Hunderte von unsachgemäßen Aussagen kämpfen, die wertend, abwertend und gefährlich waren, bis man den ein oder anderen hilfreichen Blog oder ermutigende Selbsterfahrungsberichte fand, wie zum Beispiel der Blog Himmelundhoelle.[11]

Doch Maik wusste ja überhaupt noch nicht, dass er etwas tun musste. Also suchte ich weiter:

Suchbegriff: *Pornosucht Ort*

Das Ergebnis: Privatpraxen, die Coaching anbieten.

Dann eine Privatklinik mit stationärer und teilstationärer Ambulanz, tolles und vielversprechendes Programm - nur für Privatpatienten.

Maik würde keinen Cent investieren, außerdem waren die Wartelisten wahrscheinlich viel zu lang.

Suchbegriff: *Pornosucht Beratung*

Eine Stelle der Kirche und Frauenberatung kam hinzu, nicht das Richtige für uns.

Suchbegriff: *Suchtberatung Ort*

Zunächst fand ich nur Alkohol- und Drogenhilfen, doch dann stieß ich auf den Link eines Klinik-Verbundes: »Zentrum für

---

11 https://himmelundhoelleblog.wordpress.com/ueber-diese-website/pornosucht-und-die-folgen/ entnommen 26.03.2022

Abhängigkeitserkrankungen«. Dort wurde eine offene Sprechstunde für Notfälle angeboten.

Bei einem Blick auf die Seite las ich: »In unserer Einrichtung beraten, begleiten und therapieren wir Menschen mit Alkohol-, Medikamenten-, Drogen-, Spielsucht, Chemsex- und Sexsucht, Essstörungen, Kaufsucht sowie süchtig entgleistem Arbeitsverhalten. Unser Angebot richtet sich an Betroffene und deren Angehörige.«[12]

Das war es, was wir brauchten, dachte ich und speicherte den Link. Maik könnte sich sofort am nächsten Tag dort melden und einen Termin vereinbaren. Das musste er einfach tun.

Ich war fest entschlossen. Damit ich es diesmal schaffte, nicht monologisch auf Maik einzuhämmern und das ganze Gespräch in einem riesigen Fiasko endete, wollte ich mich vorbereiten. Ich hatte ein Ziel vor Augen. Maik sollte in eine Therapie, damit wir möglichst schnell wieder auf »normal« stellen konnten, denn die Welt, in der ich mich gerade wiederfand, fühlte sich richtig beschissen an.

Ich schrieb mir also einen Zettel. Darauf notierte ich mir drei Schritte, die ich auch bei meiner Arbeit nutzte. Dort nannte ich sie Systemschritte. Ich hatte sie in meiner Führungskräfteausbildung letztes Jahr gelernt und verinnerlicht. Sie halfen besonders Führungskräften unheimlich dabei, Gespräche zu strukturieren und weder abzuschweifen noch in Rechtfertigungen oder Vorwürfe zu verfallen:

1. (Was ich dir geben kann)
Ich bin bereit, dich zu unterstützen und zu versuchen, einen gemeinsamen Weg mit dir zu finden, wie wir die nächste Zeit meistern können, in einem guten Miteinander.
2. (Was ich dir nicht geben kann)
Ich kann nicht so weitermachen wie bis jetzt und es einfach hinnehmen, denn mir geht es schlecht, richtig schlecht. Und

---

12 https://www.alexianer-krefeld.de/leistungen/zentren/zentrum-fuer-abhaengigkeitserkrankungen-und-psychosoziale-therapie-in-duisburg entnommen 27.03.2022

ich muss unsere Kinder davor schützen, mit dem Thema konfrontiert zu werden und Schaden zu nehmen, das nehme ich sehr ernst. Unserer Ehe geht es schlecht. Du verlierst mich!
3. (Meine Erwartung)
Ich erwarte, dass du dir jetzt professionelle Hilfe suchst und sie in Anspruch nimmst. Ich erwarte, dass du dich ernsthaft mit dem Thema Sex- und Pornografiesucht auseinandersetzt.

Ich habe dir die Nummer von einer Suchtberatung herausgesucht, bei der du heute noch auf das Band sprechen kannst, dass du sehr dringend Hilfe benötigst. Kümmere dich bitte direkt.

Nachdem wir die Kinder ins Bett gebracht hatten, machte es sich Maik auf der Couch gemütlich. Ich nahm meinen Zettel und – oh nein, mein Puls raste. *Ich merke schon jetzt, wie emotional und, ja was eigentlich? Bin ich wütend? Ich glaube nicht. Ich glaube, ich bin verzweifelt. Wie kann ich Maik nur klarmachen, dass ganz und gar nichts so normal ist, dass er sich einfach so auf die Couch fläzen sollte. Unser ganzes Leben entgleitet uns, es läuft alles den Bach runter. Unsere Kinder verlieren ihre heile Familie und wir unseren Partner – und das, weil er sich immer wieder diesen bescheuerten Kick im Netz holt. Und warum?*

Mit zitternden Händen sagte ich: »Maik. Ich bin bereit, dich zu unterstützen …«

Und was machte Maik? Er weinte und beendete damit wie mit dem Drücken des roten Notausschalters mal wieder das gesamte Gespräch. Denn Maik versank gleichzeitig mit seinem Weinen in eine selbstmitleidige Haltung, die jedes weitere Gespräch verhinderte. Wie sehr ich es hasste.

Später am Abend kam mir dann das Märchen von der traurigen Traurigkeit in den Sinn. Meine Mutter hatte es mir mal in einem Briefumschlag geschickt:

Es war einmal eine kleine Frau, die einen staubigen Feldweg entlanglief. Sie war offenbar schon sehr alt, doch ihr Gang war leicht und ihr Lächeln hatte den frischen Glanz eines unbekümmerten Mädchens.

Bei einer zusammengekauerten Gestalt, die am Wegesrand saß, blieb sie stehen und sah hinunter.

Das Wesen, das da im Staub des Weges saß, schien fast körperlos. Es erinnerte an eine graue Decke mit menschlichen Konturen.

Die kleine Frau beugte sich zu der Gestalt hinunter und fragte: »Wer bist du?«

Zwei fast leblose Augen blickten müde auf. »Ich? Ich bin die Traurigkeit«, flüsterte die Stimme stockend und so leise, dass sie kaum zu hören war.

»Ach die Traurigkeit!«, rief die kleine Frau erfreut aus, als würde sie eine alte Bekannte begrüßen.

»Du kennst mich?«, fragte die Traurigkeit misstrauisch.

»Natürlich kenne ich dich! Immer wieder einmal hast du mich ein Stück des Weges begleitet.«

»Ja aber ...«, argwöhnte die Traurigkeit, »warum flüchtest du dann nicht vor mir? Hast du denn keine Angst?«

»Warum sollte ich vor dir davonlaufen, meine Liebe? Du weißt doch selbst nur zu gut, dass du jeden Flüchtigen einholst. Aber was ich dich fragen will: Warum siehst du so mutlos aus?«

»Ich ... ich bin traurig«, sagte die graue Gestalt.

Die kleine, alte Frau setzte sich zu ihr. »Traurig bist du also«, sagte sie und nickte verständnisvoll mit dem Kopf. »Erzähl mir doch, was dich so bedrückt.«

Die Traurigkeit seufzte tief.

»Ach, weißt du«, begann sie zögernd und auch verwundert darüber, dass ihr tatsächlich jemand zuhören wollte, »es ist so, dass mich einfach niemand mag. Es ist nun mal meine Bestimmung, unter die Menschen zu gehen und für eine gewisse Zeit bei ihnen zu verweilen. Aber wenn ich zu ihnen komme, schrecken sie zurück. Sie fürchten sich vor mir und meiden mich wie die Pest.«

Die Traurigkeit schluckte schwer.

»Sie haben Sätze erfunden, mit denen sie mich bannen wollen. Sie sagen: ›Papperlapapp, das Leben ist heiter‹, und ihr falsches Lachen führt zu Magenkrämpfen und Atemnot. Sie sagen: ›Gelobt sei, was hart macht‹, und dann bekommen sie Herzschmerzen. Sie sagen: ›Man muss sich nur zusammenreißen‹, und sie spüren das Reißen in den Schultern und im Rücken. Sie sagen: ›Nur Schwächlinge weinen‹, und die aufgestauten Tränen sprengen fast ihre Köpfe. Oder aber sie betäuben sich mit Alkohol und Drogen, damit sie mich nicht fühlen müssen.«

»Oh ja«, bestätigte die alte Frau, »solche Menschen sind mir auch schon oft begegnet ...«

Die Traurigkeit sank noch ein wenig mehr in sich zusammen.

»Und dabei will ich den Menschen doch nur helfen. Wenn ich ganz nah bei ihnen bin, können sie sich selbst begegnen. Ich helfe ihnen, ein Nest zu bauen, um ihre Wunden zu pflegen. Wer traurig ist, hat eine besonders dünne Haut. Manches Leid bricht wieder auf, wie eine schlecht verheilte Wunde, und das tut sehr weh. Aber nur, wer die Trauer zulässt und all die ungeweinten Tränen weint, kann seine Wunden wirklich heilen. Doch die Menschen wollen gar nicht, dass ich ihnen dabei helfe. Stattdessen schminken sie sich ein grelles Lachen über ihre Narben. Oder sie legen sich einen dicken Panzer aus Bitterkeit zu.«

Die Traurigkeit schwieg. Ihr Weinen war erst schwach, dann stärker und schließlich ganz verzweifelt. Die kleine, alte Frau nahm die zusammengesunkene Gestalt tröstend in ihre Arme. Wie weich und sanft sie sich anfühlt, dachte sie und streichelte zärtlich das zitternde Bündel.

»Weine nur, Traurigkeit«, flüsterte sie liebevoll, »ruh dich aus, damit du wieder Kraft sammeln kannst. Du sollst von nun an nicht mehr alleine wandern. Ich werde dich begleiten, damit die Mutlosigkeit nicht noch mehr Macht gewinnt.«

Die Traurigkeit hörte auf zu weinen. Sie richtete sich auf und betrachtete erstaunt ihre neue Gefährtin: »Aber ... aber – wer bist du eigentlich?«

»Ich?«, sagte die kleine, alte Frau schmunzelnd. »Ich bin die Hoffnung.«

Ohne ein weiteres Wort machte Maik sich einen Termin in der Suchtberatungsstelle und wurde sofort aufgenommen.

Die Fakten

Bei deiner Selbstrecherche, wie es jetzt weitergeht, wirst du die Aussage finden: »Die Entscheidung muss der Mensch mit Suchterkrankung selbst treffen.« Diese Aussage ist richtig und gleichzeitig auch wieder nicht.

In Vorbereitung auf dieses Buch sprach ich mit verschiedenen Selbsthilfegruppen in ganz Deutschland, in denen Menschen mit den verschiedensten Suchterkrankungen gemeinsam arbeiten. Die meisten der Beteiligten haben sich zu einer Aufarbeitung ihrer Problematik entschlossen, weil ihnen die sozialen Beziehungen entgleiten oder sie drohen kaputt zu gehen. Also Partnerschaften, Beziehungen, enge Freundschaften.

Die anderen Beteiligten wurden meist nach gerichtlicher Anordnung in eine der Gruppen geschickt, weil sie durch Beschaffungskriminalität auffällig geworden sind oder ihre Rechnungen (Internetkäufe) nicht mehr zahlen konnten.

Der erste Impuls, sich in eine Beratung zu begeben, darf also durchaus aus der Familie oder dem engsten Freundeskreis kommen.

Mein wichtigster Grundsatz, den ich bis heute verfolge: Wenn dein Partner oder Freund sich zu einer professionellen Hilfe entscheidet, gehören die Inhalte ganz allein ihm. Auch wenn du Impulsgeber warst und dir bestimmte Ergebnisse erhoffst, hast du keinen Anspruch auf Informationen. Denn Suchtbegleitung bedeutet vor allem eins: Geduld und Vertrauen. Die Geduld wird wahrscheinlich deine größte Herausforderung werden, denn das alles wird langsam vorangehen und es gibt immer wieder Rückschläge. Es ist wie bei einem Kind, das Laufen lernt. Es steht auf und fällt wieder hin. Am nächsten Morgen krabbelt es und weigert sich, sich auf die Füße zu stellen. Du verstehst die Welt nicht mehr, bis es dir dann einige Tage später freudestrahlend in die Arme läuft.

Möchtest du bei der Suche nach Anlaufstellen unterstützen, hast du folgende Möglichkeiten:

1. Suche nach Suchtberatungen in deiner Stadt oder der nächstgelegenen Stadt.

Bei den örtlichen Beratungsstellen bekommt man oft sofort einen ersten Termin zum Gespräch. Für das Gespräch ist eine Überweisung von einem Hausarzt nötig. Das ist oft die erste Hürde für Betroffene, denn sie müssen nun mit jemandem über ihr Thema sprechen. Gleichzeitig ist dies eine Riesenchance. Je öfter genau das passiert, desto größer sind die Chancen auf Besserung. Übernimm diese Aufgabe nicht für deinen Menschen mit Sucht.

Beratungsstellen beraten bei Suchtproblemen mit Alkohol, Nikotin, illegalen Drogen, dem zwanghaften Drang, ein bestimmtes Verhalten auszuüben (zum Beispiel Pornosucht) und anderen Abhängigkeiten. Sie vermitteln bei Bedarf ambulante oder stationäre Therapien. Die Berater(innen) sind Fachleute (der Medizin, Psychologie, Sozialpädagogik) und unterliegen der Schweigepflicht.

Adressen findet man in Zeitungen, Stadtanzeigern und Telefonbüchern unter »Psychosoziale Beratungsstellen« oder im Internet.

Träger können Krankenhausverbünde, kirchliche Träger oder Wohlfahrtsorganisationen wie zum Beispiel die Caritas sein. Bitte achte hier genau auf die fachliche Qualifikation der Ansprechpartner. Psychologen und Psychotherapeuten sollten auf jeden Fall auf der Website zu finden sein und in ihrer Vita Erfahrung mit dem entsprechenden Suchtthema aufweisen können.

2. Suche nach Selbsthilfegruppen für Suchterkrankungen.

Es gibt spezialisierte Selbsthilfegruppen für Sex- und Pornosüchtige (zum Beispiel Anonyme Sexaholiker[13]), die nach einem Aufnahmeverfahren in fast jeder größeren Stadt einen Standort haben. Doch eine Selbsthilfegruppe muss nicht auf das Thema Sex- und Pornosucht spezialisiert sein. Im Vordergrund steht der beständige, verlässliche Austausch mit ande-

13 https://anonyme-sexsuechtige.de/entnommen 27.03.2022

ren Menschen und Menschen mit Sucht. Alle diese Menschen teilen Ängste, Rückschläge, Verständnislosigkeiten und depressive Phasen, doch vor allem teilen sie eins: Sie haben fast nie mit anderen Menschen über ihr Thema gesprochen. Und wenn sie darüber gesprochen haben, dann gab es kein ehrliches Feedback zu diesen Tabuthemen.

Vorurteile über Selbsthilfegruppen sind bei uns allen meist durch Filme und Fernsehausschnitte geprägt, in denen die Anonymen Alkoholiker in einem Kreis sitzen und unter Tränen von ihren letzten Erlebnissen erzählen. Und die Realität ist oft genauso.

Eine Selbsthilfegruppe ist für die meisten Betroffenen ein lebenslanger, wertvoller Ankerpunkt. Hier dürfen sie sein, wie sie sind, bekommen ehrliche, auch wertende, authentische Rückmeldungen, können oft erstmals Emotionen zeigen und sind das erste Mal unter Gleichgesinnten.

Es gibt die unterschiedlichsten Träger für Selbsthilfegruppen. Suche nach Gruppen in deiner Stadt und führe Vorgespräche mit den Verantwortlichen. Ein Mensch mit Sucht muss sich in einer Gruppe wohl- und gut aufgehoben fühlen, sie wird zu einem zweiten Zuhause.

Stress, wie zum Beispiel ein langer Anfahrtsweg, kann absolut kontraproduktiv für den Einbau einer Gruppe ins Alltagsleben sein.

Akzeptiere von Anfang an, dass dein Partner/Freund mehr mit der Gruppe kommuniziert als mit dir. Es ist gut, wenn er einen Ort findet, an dem er sich öffnen kann.

3. Suche nach speziell ausgebildeten Therapeuten.

Ein Therapeut sollte eine spezielle Qualifikation im Bereich Sucht und Sexualtherapie haben. Meine persönliche Erfahrung zeigt, dass das Thema Pornosucht vielen Therapeuten unangenehm ist. Merken Betroffene das, sorgt es für ein extremes Schamgefühl und verschlimmert die ganze Problematik. Es würde deinen Partner um Etappen zurückwerfen, wenn er merkt, dass ein Therapeut mit dem Thema nicht umgehen kann, es umschifft oder es sogar seine Sicht auf ihn als Menschen ändert. Ein ausführliches Vorgespräch, in dem das Thema vis-à-vis besprochen wird, ist unbedingt notwendig.

4. Kümmere dich um dich!

Eine Hand voll Beratungsstellen bieten auch Gespräche für Angehörige an. Auch psychologische Coaches können eine gute Anlaufstelle für dich sein. Du kannst dort in Gesprächen zumindest eine erste Klarheit über deinen Weg gewinnen. Doch Vorsicht! Oft gibt es hier nur einen einzigen Weg. Versuche, dir noch bevor du irgendeine andere Entscheidung triffst, klar zu werden, was du willst. Möchtest du begleiten oder verlassen? Ein guter Therapeut oder Coach sollte dich auf deinem Weg begleiten und Möglichkeiten mit dir erarbeiten, die deiner Stabilisierung und Stärkung dienen.

Eventuell macht es auch Sinn, dass du ein paar Gespräche bei einem eigenen Therapeuten machst. Auch der sollte sich mit dem Thema wohlfühlen, damit du offen über Erlebtes sprechen kannst.

Isabel hat viel zu spät damit angefangen, sich um ihre eigene Gefühlswelt zu kümmern. Doch deine Stabilität und Stärke wird ausschlaggebend sein für das, was kommt.

5. Ein Hinweis zum Schluss/Paartherapie

Das Thema Pornosucht wird oft sehr schnell mit dem Thema »Paarproblematik« in Verbindung gebracht. Aus meiner Sicht ein vollkommen falscher Ansatzpunkt. Eine Beziehungsproblematik ist eher die Folge von Vertrauensbruch und gegenseitigen Verletzungen. Zu diesem Zeitpunkt in eine Paartherapie zu gehen, lenkt den Fokus auf ein komplett anderes Thema und kratzt die Oberfläche des Eisberges wund. Genau in diese Falle sind Maik und Isabel getappt. Die Aussage des Paartherapeuten war damals: »Ein Mann schaut nun mal Pornos, Mädchen, wach aus deinem Traum auf.« Sogar Maik sagte, er fand das wenig hilfreich und möchte nicht mehr dorthin. Isabel schob es auf die blanke Überforderung mit dem Thema und beschloss, dass sie sich viel später mit den ehelichen Themen beschäftigen würden. Und so war es auch. Drei Jahre später konnten sie sehr langsam damit beginnen, sich wieder anzunähern.

5. Kapitel
Auf und Ab - die Beratung

»So wie du dich entscheidest, so bist du.«
– Anna Schatz

Am nächsten Tag hatten wir frei und saßen, als Emma und Louis im Kindergarten waren, am Frühstückstisch. Maik eröffnete einen Dialog. Ich betrachtete ihn. Er war groß, gut aussehend und das auf eine unauffällige Art und Weise. Sein Gesicht war markant. Seit einiger Zeit trug er einen etwas zu langen Dreitagebart. Seine Nase war krumm und irgendwie zu groß, doch sie passte perfekt in sein Gesicht. Auch seine Zähne waren nicht besonders weiß oder gerade, aber sie machten ihn besonders. Er wirkte männlich, obwohl er nicht muskulös war. Es war seine Ausstrahlung, die signalisierte, dass er stark und bereit war. Vielleicht war es auch die etwas kühle und eher abweisende Haltung, die ihn so anziehend machte.

Doch zwischendurch, wenn man ihn genau betrachtete, und das tat ich oft sehr achtsam, dann gab es immer wieder Gesten, es waren fast schon Macken, die nicht in dieses Gesamtbild passten. Maik vermittelte nach außen den souveränen Sportler, den eloquenten, gebildeten Typen, doch ein paar Dinge ließen dieses Bild unförmig wirken.

In vielen Situationen kratzte und knibbelte Maik an seiner Haut, den Fingern, dem Kopf. Es geschah fast unbemerkt. Doch in der letzten Zeit sah ich es sehr oft. Kleine blutige Risse waren auf der Haut zu sehen. Wenn er stand und in ein Gespräch verwickelt war, knickte seine Haltung förmlich ein. Er hatte dann keinen festen Stand und sobald er sich in Gruppen befand, setzte er sich auf den Boden. Er nahm nie einen Stuhl, setzte sich nicht auf ein Sofa, er setzte sich immer auf den Boden - viel tiefer als die anderen Menschen im Raum – und blickte zu ihnen hinauf. Das wirkte unterwürfig, komisch. Es wirkte plötzlich so, als wäre er ein kleines Kind, das einem großen lauten Erwachsenen lauschte, der ihm erzählte, wie die Welt funktioniert. Wenn ich ihn darauf ansprach, sagte Maik, dass das in seiner Familie immer so gewesen sei.

Und eine Sache verwirrte mich sehr: Maik stand in den letzten Jahren oft unter erheblichem beruflichen Druck. Dadurch, dass er sich vom einfachen Mitarbeiter in eine Führungsposition hochgearbeitet hatte, ohne jegliche Zusatzqualifikation oder Ausbildung zu machen, geriet er oft in Situationen, die ihn an seine Grenzen brachten. Seine Chefs waren die reinsten Tyrannen – narzisstisch, cholerisch. Doch sie schienen Maik nicht nur unter Druck zu setzen, sondern gleichzeitig in einem hohen Maße zu imponieren. Es schien ihm nicht bewusst, doch Maik adaptierte ihr Verhalten. Er übernahm regelrecht ihre Ausdrucksformen, sogar ihre Mimik und Körperhaltung. Bestimmte Gesten übernahm er für Monate und äffte sie nach, wie ein Kind, das seinem Vater gleichen will, obwohl es von ihm geschlagen wird. Der Vater aber wirkt stark und überlegen und macht dadurch Eindruck. Das Kind in seiner Orientierungslosigkeit und seiner ständigen Suche nach Anerkennung und Liebe versucht durch das Nachahmen und Angleichen seiner Persönlichkeit zu gefallen.

Apropos Vater, auch Maiks Vater wirkte, wann immer ich ihn traf, auf mich so herrisch. Es schien, als dominiere er den ganzen Raum, nur durch wenige Bemerkungen und lautes Aufstöhnen, wenn ihm etwas nicht gefiel. Unterhaltungen waren von seinem starken Narzissmus geprägt. Es war für mich kaum auszuhalten, wie wenig er andere Menschen in seinem Beisein zu Wort kommen ließ. Er wirkte gefühlskarg, nahezu unempathisch, denn ganz gleich, worüber wir sprachen, er schaffte es, dem Gespräch eine rein sachliche Wendung zu geben. Es hatte wenige Situationen gegeben, in denen ich ihn emotional erlebt hatte. Unsere Hochzeit war eine davon gewesen. Nach der Geburt von Louis zum Beispiel besuchten Maiks Eltern erst nach einiger Zeit uns und unsere Kinder auf der Intensivstation. Danach kamen sie erst mal länger wieder nicht. Es war für mich ein Gefühl wie im Stich gelassen werden. Denn Maik und ich hatten Angst, Louis war viel zu früh auf die Welt gekommen. Emma war orientierungslos und fühlte sich allein. Maik und ich waren erschöpft und emotional ausgelaugt. Maik bat seine Eltern um Hilfe, um Loyalität, doch wahrscheinlich nicht direkt genug. Es kam später vor, dass Maiks Vater unsere Kinder grob anfuhr oder in ihrer Gegenwart etwas Gemeines zu irgendwem im Raum sagte. Darunter waren auch sexistische Kommentare, die meinen Magen zusammenkrampfen ließen. Ich schämte mich und war hilflos. Wann immer ich diesem Mann meine Hand reichte, wehrte er sie spätestens dann ab, wenn ich ihm sagte, dass es mir wirklich wichtig war. Das Abwehren traf mich oft unvorbereitet. Dabei benutzte er verletzende und messerpfeilspitze Kommentare. Ich als erfolgreiche Managerin entsprach nie seiner Idealvorstellung einer Frau. Seine eigene Frau durfte nie arbeiten. Er bestimmte ihren Platz und ihr ganzes Leben. Noch heute traf sie keinerlei eigene Entscheidung. Maik glaubte, in dem ständigen Bestreben zu leben, nie so zu werden wie sein Vater, und dafür gab es viele Gründe. Als Jugendlicher fand er zum Beispiel in dessen Büroschrank die ersten Pornovideos. Ich weiß aus Maiks Erzählungen, dass ihn das sehr aufregte, er aber niemals auf die Idee gekommen wäre, dass mit seinem Vater zu besprechen. Er bemerkte nicht, wie sehr er seinem Vater schon ähnelte, denn sein Bestreben konzentrierte sich eher auf Verhaltensweisen, die für ihn offensichtlich oder leichter zu bekämpfend sind, wie Übergewicht, Rauchen oder den alltäglichen Lebenswandel. Das Bemerkenswerteste in der Beziehung von Maik zu seinen Eltern war für mich Folgendes: Wann immer Maik mit seiner Mutter sprach, war seine Stimme voller Liebe. Seine Körpersprache war weich und zugewandt. Sobald sein Vater auf der Bildfläche erschien, veränderte Maik seine Rhetorik. Er sprach nur noch rein sachlich in einem tiefen Ton. Er benutzte Fachwörter, die seine Mutter nicht verstand. Er schloss sie so unweigerlich aus den Gesprächen aus, was er nicht bemerkte. Er beschützte sie und auch sich selbst mit diesem unemotionalen, sachlichen Sprachstil vor dem Mann, der ihm beigebracht hatte, keine Gefühle zuzulassen. Vielleicht war es aber auch sein lebenslang andauernder Versuch, irgendetwas von seinem Vater zu bekommen. Ein »Ich habe dich lieb« oder »Ich bin stolz auf dich« schien so weit entfernt, dass die Anerkennung sich einen anderen Weg suchen sollte. Für mich war die Ähnlichkeit von Maik und seinem Vater immer wieder erschreckend. Maik sagte immer wieder mal, dass es seinem Vater nie wirklich gelungen war, ihn aufrichtig zu lieben. Beobachtete ich Maiks Vater alleine mit Maik, dann wirkte mein Mann auf mich eher wie ein Gefangener. Er war gefangen in Ketten der emotionalen Kälte. Er schien es nicht zu schaffen, seine Liebe in positive Worte zu verpacken. So blieben Sarkasmus, Infragestellen oder ein tiefes, langes Schweigen zwischen den beiden.

Leider hatte nun auch ich so einen gefühlskalten, narzisstischen Partner bekommen, zumindest für den Moment. Doch es gab da noch andere Momente. Es gab Momente, in denen ich Maik sah. Maik, mit dem ich vor gar nicht langer Zeit stundenlang Spazierwege ging, über Witze lachte und große Leinwände bemalte. Ich fühlte ihn, Maik. Vielleicht fühlte ich die Gefühle, zu denen er noch nicht imstande war. Mittlerweile hatte ich begriffen, dass die Arbeitssituation und auch jede andere Stresssituation, die von seiner Alltagsnorm abwich, auf Maik derartigen Druck ausübte und von ihm sexualisiert wurde. Der Drang, alles richtig zu machen und die beste Lösung aus allen vorliegenden Möglichkeiten zu finden und dabei alle Eventualitäten an Reaktionen der Menschen zu bedenken, schienen sein inneres System schier zum Explodieren zu bringen. Im Sex, im Masturbieren hatte er die Macht. Niemand widersprach, niemand außer ihm entschied, was passierte, niemand konnte ihm wehtun - außer er.

Maik holte also zum Gespräch aus: »Ja, ich habe mir einiges durchgelesen gestern, und ich denke, du hast recht. Da passt schon vieles auf mich, ich meine mit der Sucht und so.« Wie immer sprach Maik mit mir wie in einem Meeting, aufgeräumt, klar und distanziert.

»Ich habe morgen einen Termin in der Beratungsstelle und dann werde ich damit aufhören. Ich hatte in meinem Leben schon Zeiten, in denen ich das nicht gemacht habe, zum Beispiel kurz nach unserer Hochzeit, deshalb weiß ich, dass das kein Problem ist. Wenn du möchtest, kannst du das auch alles kontrollieren.«

Kontrolle? Ich soll es kontrollieren, vielleicht keine schlechte Idee, dachte ich, so hätte ich wenigstens Gewissheit über das, was passiert. Nach ein paar Klicks im Internet fand ich eine App, die fortan jeden Aktion auf Maiks Handy kontrollierte und auf mein Handy übermittelte.

Ich installierte alles und schloss ein Abo ab.

Ich tappte in die wohl größte Falle, die es gibt, und startete meine Laufbahn als Co-Abhängige (dazu mehr in Kapitel 7). *Toll, jetzt kann ich endlich mithelfen,* dachte ich. Bald würde wieder alles gut sein.

Für die Behandlung in der Suchtberatungsstelle brauchte Maik eine Überweisung von einem Hausarzt, den er nicht hatte. Also vereinbarte er einen Termin bei einer Ärztin vor Ort. Ich war überrascht, als er nach nur wenigen Minuten wieder zu Hause war.

»Hast du keine bekommen?«, fragte ich. Maik antwortete: »Oh doch, klar. Ich habe ihr gesagt, ich brauche eine Überweisung, ich bin wohl pornosüchtig. Die hat mich nur noch doof angeschaut und aus dem Zimmer geschoben. Keine Fragen, kein Nix. Die Überweisung konnte ich vorne abholen.«

So lief das also – keine Fragen, kein Nix. Auch ich sollte später diese Erfahrung immer wieder machen.

Die ersten Stunden in der Suchtberatung liefen so vor sich hin. Maik erzählte zu Hause wenig. Ich wusste nur, dass die Therapeutin eine junge Frau war, die einige Erfahrung auf dem Gebiet hatte, und Maik langsam eine Beziehung zu ihr aufbaute. Er ging gerne dorthin, so war mein Gefühl. Als dann nach wenigen Wochen die Nachricht kam, dass seine Therapeutin nicht mehr da sei, war das wie ein kleiner Schock. Maik sollte einen neuen Therapeuten bekommen. Der Therapeut war der Chef der Einrichtung und hochqualifiziert, doch von Anfang an schien das Maik gar nicht recht zu sein.

Dr. Thoma war circa sechzig und ein ruhiger, belesener Mann. Zu den Therapiesitzungen kam er immer mit einem kleinen Dackel, der während den Gesprächen auf seinem Schoß saß. Er rezitierte viel aus Büchern und wirkte belehrend auf seine Klienten ein. Er schaffte es nicht, Maik emotional zu erreichen. Maik ging widerwillig zu den Sitzungen, das merkte ich. Ich hielt es für normal, schließlich war es ein schwieriges Thema.

Mir ging es gut, das dachte ich.

Ich kam sogar so gut mit dem Thema zurecht, dass ich mir mittlerweile einen kleinen Fundus an Erotikwäsche zugelegt hatte. Erotikwäsche, die ich vorher nicht mal kannte. Catsuits, Gummianzüge, Lederaccessoires. Ich zog sie an und schaltete ab. Es fühlte sich an, als funktioniere ich wunderbar. Ich hatte die Kontrolle zurückerlangt und konnte bestimmen, was wann passierte. Dass ich emotional dabei nicht mehr anwesend war, merkte ich erst viel später.

An einem Tag brachte der Paketbote ein Päckchen mit neuer Reizwäsche (mittlerweile gab ich Unsummen dafür aus). Ich probierte sie an und verbachte Stunden damit, die richtige Pose für ein Foto zu finden. Dafür studierte ich Fotos im Netz von Frauen in denselben Klamotten, um festzustellen, dass ich einfach zu dick war, um genauso gut auszusehen.

Da könnte ich vielleicht etwas dran ändern. Immer wieder schweifte mittlerweile meine Suche ab und ich studierte die Seite einer Schönheitsklinik ganz in der Nähe.

Ich musste also viele Hunderte Bilder schießen, bis ich den richtigen Ausschnitt fand, ihn bearbeiten und schließlich an Maik schicken konnte.

Dann setzte ich mich auf mein Bett und wartete. Ich wartete auf seine Reaktion. Ich trug die Wäsche, die ihm gefiel, und ich war ich, er musste doch ausflippen.

Ich wartete ...

Irgendwann kam seine Reaktion in Form einer SMS: ein Smiley mit großen Augen.

Das wars, sonst nichts. Ich war so enttäuscht, dass mir die Tränen in die Augen schossen. Auch später sprachen wir nicht mehr über das Bild. Es war als hätte es meine Nachricht nie gegeben.

An einem anderen Tag führte ich Maik abends verschiedene Modelle vor. Ich hatte in einem seiner Videos am Anfang eine Frau in einem Lederriemen-Outfit gesehen und mir genau solch eins bestellt. Es war das Video, in dem eine Arztszene nachgespielt wurde. Die Frau in der Szene entsprach mir in keiner Weise. Sie wirkte abgemagert und unweiblich. Die Befriedigung verlief schmerzlich. Er hatte es sich mehrfach und lange angesehen. Ich zog das Teil an und führte es ihm vor. Maik sah mich angewidert an. Er sagte so etwas wie: »Ne, gar nicht meins.« Ich zerbrach. Ich schämte mich, kam mir lächerlich vor, vor allem hässlich. Ich wollte mich verändern. Ich wollte ihm so gerne gefallen und das noch besser als die anderen Frauen. Der Gedanke, mich körperlich verändern zu müssen, wurde immer stärker.

Manchmal schaffte ich es auch ihn von mir zu überzeugen. Einmal kam ich abends die Treppe hinunter. Ich trug einen weißen Ganzkörperanzug. Er verdeckte mich komplett. Maik war erregt und schlief mit mir. Dabei drehte er mich komplett von sich weg, ich war nicht mehr zu sehen und ich war nicht anwesend. Doch ich war stolz, mein Mann fand mich heiß und das war es, worauf es ankam. Wenn er mit mir schlief, war der Sex mittlerweile brutal. Maik stieß so fest zu, dass ich tagelang Schmerzen hatte. Es war nicht so, dass ich es ihm nicht sagte, ich erwähnte es, sogar jedes Mal. Es war ihm egal, es war mir egal. Es war sowieso alles Schmerz.

Mittlerweile war nichts mehr von dem, was mich ausmachte, anwesend, ich schaltete es einfach aus und verließ mich darauf, dass mein Körper funktionierte, und das konnte er.

An vielen Tagen umgab mich eine seltsame Stimmung. Es war keine Traurigkeit, es war eher ein Dahinplätschern an Gleichgültigkeit. Ich war sehr erschöpft. Erschöpft vom Gedankenkarussell, das sich dauerhaft drehte. Erschöpft auch vom ständigen Bestreben, Maik zu gefallen und fröhlich zu machen. Erschöpft von meinen sportlichen Eskapaden – ich machte jeden Tag eine Sportsession, obwohl ich müde war, und hungerte oft bis nachmittags, um abzunehmen.

Zeitgleich versuchte ich auch als Personalverantwortliche immer erfolgreicher zu werden und, nicht zu vergessen, tagsüber vollumfänglich für meine Kinder da zu sein. Ich wollte nicht versagen und der ständige Marathonlauf ermüdete mich zusehends. Ich war nicht glücklich und wusste selbst nicht warum.

In der nächsten Woche traf ich mich zu einem Abendessen mit meiner Mutter. Bis zu diesem Tag wusste sie zwar, dass wir »Schwierigkeiten hatten«, doch nicht, worum es ging. Wir saßen in einem ruhigen Restaurant und ich bemühte mich, ihr wirklich in jeder Facette die Wahrheit zu sagen. Doch ich druckste herum. Da war das Thema mit der Moral. Wie sollte ich meiner Mutter ins Gesicht schauen und über Pornos und die Frauen in den Videos sprechen? Wie konnte ich mit ihr darüber reden, was es mit mir machte? Ich schaffte es nicht. Das, was ich schaffte, war ein erbärmliches Rumgelaber über Sucht und Internet, doch das Wesentliche blieb aus. Es gab niemanden, mit dem ich über die Videos sprechen konnte, über das, was sich wirklich in meinen Gedanken oder in unserer, meiner Sexualität abspielte.

Meine Mutter redete mir in den Tagen danach immer wieder gut zu, mich beraten zu lassen.

Ich wusste nicht warum und wo. Die Sache war doch logisch. Maik würde die Sache in den Griff bekommen und ich müsste daran arbeiten, etwas lockerer zu werden. Es würde sich alles fügen.

Doch auch Lena wollte, dass ich mich beraten ließ, wobei ihre Lust, sich mit mir über das Thema Maik zu unterhalten, deutlich nachgelassen hatte. Sie hatte Maik zwischendurch mal eine Nachricht geschickt, in der sie ihm sehr deutlich gesagt hatte, dass sie ihn für einen Vollidioten hält. Maik ließ so was kalt. Lena war der Meinung, ich sollte gehen. Das half mir nicht. Ich wollte nicht gehen. Ich wollte, dass es wieder gut wird, ich wusste nur nicht, wie das geht, aber es musste möglich sein.

Ich war schon immer der Meinung, dass Beziehungen viel zu schnell weggeschmissen und beendet werden. Maik war mein Mann und wir würden das hinbekommen. Lena war da kompromissloser. Sie glaubte weder, dass sich das Ganze normalisieren würde, noch dass ich mich damit rumärgern sollte.

Nachdem nun meine Mutter und auch Lena wollten, dass ich mich beraten lasse, bat ich Anna – meinen Coach – um Rat. Auch Sie empfahl mir, mich an eine spezialisierte Beratungsstelle zu wenden und herauszufinden, ob ich mich dort wohlfühlen würde. Also sprach ich mit Maik und bat ihn um Unterstützung. Er fand die Idee gut, schließlich hoffte er, dass dann nicht mehr er, die ganzen langen, anstrengenden Gespräche mit mir führen musste.

Maik machte mir einen Termin in der Beratungsstelle.

Meine Gesprächspartnerin sollte eine junge Therapeutin sein. Sie hatte keine Erfahrung mit dem Thema Sex- und Pornosucht. Das wusste ich vorher nicht und ich hatte es nicht in Erfahrung gebracht, was sich als großer Fehler herausstellen sollte.

Ich betrat montags früh die Beratungsstelle und kam an einen schrecklichen Ort.

Ich öffnete die Eingangstür zu einem einstöckigen Gebäude und stand direkt in einem Foyer, von dem ein langer Gang abgeht. Es begrüßte mich niemand. Ich wollte weg. Gummiboden, graue Wände, verschlossene Türen, ein runder leerer Tisch.

Ich ging durch den Gang, bis ich in einem kleinen Büro eine Frau fand und mich anmelden konnte. Kurz darauf wurde ich abgeholt. Meine Therapeutin trug einen bunt gestrickten Wollpulli. Ich hätte sie gerne angesehen, um das Gefühl zu haben, Vertrauen haben zu können. Doch sie sah mich nicht an. Sie holte mich ab und ging voran in ihr Büro.

Das Zimmer war nahezu leer. Ich war überrascht. So hatte ich es mir nicht vorgestellt. Sie setzte sich zunächst an ihren Schreibtisch, der unter einem Fenster aufgestellt war, und tippte irgendetwas in ihren Computer, während ich mich an einen winzig kleinen Tisch setzte.

Der Tisch erinnerte mich an einen kleinen Schultisch, es passten nur zwei kleine Stühle dran. Mir war kalt, ich zog meine Jacke nicht aus.

Die Frau setzte sich zu mir und sagte: »So, Ihr Mann ist ja hier in Behandlung wegen seiner Pornosucht.«

Bumm und herzlich willkommen.

»Sie hatten sich ja das Gespräch gewünscht, was wollen Sie denn besprechen?«

Ja, das weiß ich eigentlich auch nicht. Ich will wieder weg.

Ich sage: »Ich denke, ich möchte wissen, wie es weitergeht.«

Weitere 25 Minuten vergingen, in denen die Therapeutin ein paar Fragen zu unserer Ehe im Allgemeinen stellte und über Kommunikation sprach. Ich erzähle von der Unterwäsche und sie von Grenzen. Am Ende sagt sie Folgendes:

»Ihr Mann hat da anscheinend Bedürfnisse, die nicht zu Ihren passen. Sie müssen Ihre Grenzen klar abstecken und auch klar sagen, ab wann Sie gehen. Aber Sie wirken so klar und stark, dass ich mir keinerlei Sorgen mache.«

Ich verlasse den Raum.

Im Auto sitzend verstehe ich die Welt nicht mehr.

Also klar ist hier gar nichts und stark fühle ich mich auch nicht. Ich werde weder gehen noch weiß ich, wo meine Grenzen sind, denn ich weiß nicht, was richtig ist.

Ich war verwirrter als vorher. Mir schwirrte der Kopf.

Nachricht an Mama: »Das hätte ich mir sparen können. Die Frau hat sich nicht mal angehört, was Maik überhaupt so macht. Für sie war ganz klar, wie der Weg auszusehen hat, und dann hat sie ein Loblied auf meine Stärke und Klarheit gesungen. Ich muss da halt alleine durch.«

Mama antwortete: »Ja, Isa, du bist auch verdammt stark!«

Na toll, jeder denkt, es kann einfach alles so weitergehen.

Die Fakten

Die Menschen um Isabel herum wollten eine Entscheidung für sie treffen, das wollte sie nicht. Im Gegenteil, sie wünschte sich, dass sie sie dabei unterstützten, vollkommen frei zu entscheiden, was sie wollte. Doch es gelang ihnen nicht. Ihre Umgebung verhielt sich meisterhaft im Schubladendenken. Ein Mann mit einem Suchtproblem, dann auch noch ein sexuelles? Was für ein Mistkerl. Eine faire Entscheidung war nicht möglich.

Wir konnten es beide verstehen. Für involvierte Freunde und Angehörige ist es ein Hin- und Hergerissensein zwischen Zuneigung, Wut und Hilflosigkeit. Auch Isabel bemerkte, dass keiner wusste, wie er sich Maik gegenüber verhalten sollte. Die Menschen, ganz egal wie nah sie ihr standen, waren schlichtweg überfordert. Schon unsere Kinder ordnen Menschen und Tiere in Gut und Böse ein. Sie lernen so, wie sie sich ihnen gegenüber verhalten sollen und welches Verhalten sie kopieren wollen. Viel anders war das Verhalten dieser Erwachsenen auch nicht.

Sie fühlten sich nicht wohl, denn ihre Normen und Werte wurden infrage gestellt. Maik war bis jetzt immer ein liebender, fürsorglicher Mann und Vater gewesen. Dazu passten die neuen Informationen nicht, sie verunsicherten und wirkten bedrohlich, denn ihre vorherige Einschätzung könnte falsch gewesen sein.

Doch wie konnte Isabel es nun schaffen, sich unabhängig davon zu entscheiden? Eine Entscheidung war fällig, das war klar. Schließlich musste auch sie sich darüber klar werden, ob sie mit Maik zusammenbleiben wollte, obwohl das Thema Pornosucht auch ihrer Vorstellung von Ethik und Moral jegliche Flexibilität abverlangte.

Wie sollte sie später mit dem quälenden Gedanken umgehen können, dass ihr Leben ohne Maik vielleicht viel glücklicher gewesen wäre?

Ich wusste, dass Isabel Meisterin im Entscheiden war. In ihrem bisherigen Leben hatte sie schon viele große Entscheidungen getroffen.

Ihr Elternhaus hatte sie früh verlassen. Sie fühlte sich nicht wohl zu Hause und musste sich entscheiden. Selbstständig werden, oder dem Regiment ihrer Eltern fügen, in einer Welt aus schwarz und weiß; richtig und falsch leben. Sie entschied.

Nach ihrer Ausbildung, die sie ohne Abitur machte, erhielt sie ein Stipendium für die Uni. Sie musste sich wieder entscheiden, studieren oder Geld verdienen. Sie entschied und ging arbeiten. Und das ist gleichzeitig ein gutes Beispiel für eine Entscheidung, die sie gedanklich nie ganz verlassen hat, denn es ist eine gewisse Bitterkeit geblieben. Isabel hat oft gesagt: »Was wäre gewesen, wenn ich es gemacht hätte?« und »Was wäre mein Leben einfach gewesen danach?«, doch richtig findet sie die Entscheidung noch heute.

Das soll bedeuten, man kann durchaus eine Entscheidung treffen und auf etwas verzichten und es zu einem späteren Zeitpunkt bedauern und die Entscheidung selbst bleibt trotzdem die richtige.

Isabel musste jetzt einfach mit einem bestimmten Prozentsatz an Ungewissheit leben, wie die Geschichte ausgeht, und sofort aufhören, die perfekte Lösung zu suchen, das war mir als Coachin klar.

Isabel wollte eine definitive Entscheidung fällen, denn das ständige Hin und Her machte sie verrückt und kostete sie noch mehr Energie. Sie brauchte dringend Unterstützung und lernte in ein paar intensiven Coachingsitzungen verschiedene Möglichkeiten kennen, wie sie Entscheidungen treffen könnte, und erlangte Wissen über das generelle Treffen von Entscheidungen. Doch fällen musste sie sie allein.

Zunächst trainierten wir die folgende Methode:

(Methode nach Ignatius von Loyola, einer der Begründer des Jesuitenordens[14])

1. Wähle 2 mögliche Alternativen, auf keinen Fall mehr und keine Kompromisslösungen.
2. In den ersten 3 Tagen gehst du davon aus, endgültig Variante 1 gewählt zu haben.
3. Registriere deine Gefühle und Gedanken und notiere sie dreimal am Tag auf ein Papier.
4. In den nächsten 3 Tagen gehst du davon aus, endgültig Variante 2 gewählt zu haben. Dabei ist es wichtig, dass du so gut es geht Variante 1 verdrängst.
5. Registriere deine Gefühle und Gedanken und notiere sie dreimal am Tag auf ein Papier.
6. Am 7. Tag kannst du entscheiden.

---

14 wurde frei übertragen

Isabels Notizen während der Übung:

<u>Variante 1: Ich verlasse Maik.</u>
Tag 1: Ich brauche einen neuen Job, okay, das ist möglich, ich kann in meinen alten zurück, dann verdiene ich viel weniger Geld, aber es geht. Wir müssen ausziehen, das wird hart, besonders für die Kinder. Ich werde echt einsam sein. Keine Freunde, die melden sich eh nur sporadisch. Die Kinder werden Maik tierisch vermissen.

Mein Puls geht schnell. Ich bin müde. Ich habe keinen Appetit.
Tag 2: Ich frage mich, ob ich das darf. Darf ich diese Familie trennen? Unser Leben ist großartig. Wir haben alles, was man sich wünscht. Muss ich es nicht wenigstens versuchen? Vielleicht war ich auch zu naiv. Wer ist schon sein Leben lang glücklich.

Ich fühle mich so erschöpft. Ich bin gleichzeitig hellwach.
Tag 3: Ich kann mir nicht vorstellen, ohne ihn zu sein. Traurig an der Haustür zu stehen, wenn er samstags die Kinder abholt und sonntags zurückbringt. Wahrscheinlich hätte Maik schnell eine neue Frau.

Ich habe starke Kopfschmerzen, fühle mich wie betäubt.

<u>Variante 2: Ich bleibe.</u>
Tag 4: Ich bin unglücklich, traurig. Ich weiß nicht, wie es weitergehen soll. Ich trage Last auf meinen Schultern. Es soll aufhören. Was kann ich tun?

Mein Rücken schmerzt und ich bin durstig. Innerlich bin ich ruhig, eher träge.
Tag 5: Ich habe ihn geheiratet. Was bedeutet die Ehe? Ich sagte »für immer«. Ich sagte »in guten und in schlechten Zeiten«. Ich verachte Menschen, die leichtfertig Beziehungen wegschmeißen, die nicht für den anderen da sind.

Ich fühle mich indifferent, weder schlecht noch gut, ich mache einfach.
Tag 6: Ich bin so erschöpft. Es könnte auch gemeinsam gehen, wenn wir nur wüssten wie. Ich bin ruhig.
Tag 7: Ich bleibe!

Wie du es schaffen kannst, deine eigene Entscheidung zu treffen?

Es ist deine Freiheit, eine eigene und vielleicht auch falsche Entscheidung zu treffen. Sie macht dich zu einem vollständigen, liebenden und lebendigen Menschen.

Ich möchte dir Mut machen, denn vielleicht warst du nicht schon immer gut im Treffen von Entscheidungen, oder du hast länger dafür gebraucht. Eventuell suchst du auch immer noch nach besseren Wegen.

Wenn es nach Psychologen geht, gibt es 3 unterschiedliche Menschengruppen im Treffen von Entscheidungen.

1. Die, die möglichst schnell eine Entscheidung finden wollen. Sie suchen nach einer eindeutigen Antwort und verteidigen sie im höchsten Maße gegen jede Kritik.
2. Die, die die Tendenz zur Maximierung haben. Sie suchen immer weiter nach vielen Informationen, um die optimale Wahl zu treffen.
3. Die Satisficer, die auch einfach mal gut sein lassen.

Keine dieser Strategien ist eine tatsächliche Erfolgsstrategie, wobei Gruppe 3, die Satisficer, Dinge im Allgemeinen mehr genießt als die Menschen der anderen beiden Gruppen und doch erkennst du dich vielleicht in einer davon wieder. Und da gibt es ein paar Schritte, die jeder von uns (der eine Typ mehr, der andere weniger) bewusst beherzigen kann, wenn er solch eine große Entscheidung trifft.

Sie helfen, alle Aspekte gleichwertig miteinzubeziehen, auch die, die wir typengemäß eher außer Acht lassen würden.

<u>1. Höre auf, alles kaputt zu analysieren</u>

Ja, die Welt scheint berechenbar und das gibt ein großartiges Gefühl von Sicherheit. Wenn du ein Auto kaufst, kannst du alles Mögliche an Verbrauchsdaten, an Unfallstatistiken, an durchschnittlichen Reparatur- und Verschleißkosten und so weiter und so fort berechnen. Danach kannst du die bestmögliche Entscheidung fällen, wenn du Zahlen und Fakten vergleichst.

Was du allerdings überhaupt nicht miteinbeziehen kannst, ist, ob die Frau, in die du dich nächste Woche unsterblich verlieben wirst, lieber rote oder blaue Autos mag, oder ob deine Kinder nach dem nächsten Kitabesuch auf keinen Fall mehr nebeneinander sitzen wollen, du aber dringend zu einem Termin musst, und schon gar nicht, ob deine Freundin dir in zwei Wochen einen positiven Schwangerschaftstest präsentiert.

Die Vergangenheit ist nicht immer wie die Zukunft, wir wissen einfach nicht, was kommt.

2. Verlasse dich auf deine Bauchimpulse

Forscher haben mittlerweile herausgefunden, dass unser Bauch durchaus eine Art unbewusste Intelligenz besitzt. Unser Unterbewusstsein besitzt einen umfassenden Speicher an Emotionen und Erinnerungen, gespickt mit Reizen. Es ist wie ein Lexikon, in dem es zu jedem Sachbegriff noch eine Reihe an Adjektiven und Adverbien gibt, die es beliebig dazu kombinieren kann.

Wir können lernen, unser Unterbewusstsein für kluge Entscheidungen einzusetzen, indem wir uns, wie in der Übung nach Ignatius von Loyola, Zeit nehmen, unsere Gefühle und Impulse bewusst wahrzunehmen und reifen zu lassen und somit in den Entscheidungsprozess einzubeziehen.

3. Bilde Faustregeln

In einer Zeitschrift fand ich folgendes Beispiel[15]:

Eine Schiedsrichterin trifft etwa 200 Entscheidungen pro Spiel. Um Fehler zu vermeiden, folgt sie einem Entscheidungsbaum:

- Entscheide nach Wahrnehmung.
- Wenn du nichts gesehen hast, entscheide nach Wahrnehmung der Assistenten.
- Wenn die nichts gesehen haben, entscheide gemäß der Reaktion der Spieler.
- Ist diese Reaktion nicht eindeutig, befrage die Spieler.

---

15 GEO WISSEN NR. 64

Adaptiert auf Isabels Szenario, könnte ein Entscheidungsbaum etwa so aussehen:

- Entscheide nach Wahrnehmung.
  Wie fühle ich mich im Moment? Was nehme ich wahr? Was soll sich verändern?
- Wie nehmen mich meine Freunde / meine Familie wahr?
- Wie verhält sich Maik, wenn er vom Thema Trennung hört? Konfrontiert mit dem Thema Sucht? Was hat sich verändert?
- Was sagt Maik dazu, wie es weitergehen soll?

4. Sei genügsam.

Unser ganzes Leben steckt voller Maximierungsfallen. Wenn wir nur lange genug überlegen, dann finden wir etwas Besseres. Es ist das ständige Streben nach dem Optimalen, dem Besseren, was uns außer Atem sein lässt.

Doch wenn es dir gelingt, einen einzigen richtig guten Grund zu finden, warum du dich dafür entscheiden kannst, dann solltest du es machen.

Wenn du nun zu den Maximierern gehörst, dann wirst du wahrscheinlich die blanke Panik bekommen, doch wenn du es mal im Alltag ausprobierst, einfach so in ungefährlichen Situationen, auf der Arbeit, oder bei der Auswahl des Essens das du bestellst, dann wirst du die positive Erfahrung machen, dass dich echte Glücksgefühle überkommen.

Steve Jobs, der in seinem Leben sicher für Außenstehende viele schwer nachvollziehbare Entscheidungen getroffen hatte, sagte 2005 zum Thema Entscheidungen: »Wenn heute der letzte Tag meines Lebens wäre, würde ich dann tun wollen, was ich heute zu tun vorhabe? Mich an meine Sterblichkeit zu erinnern ist das wichtigste Werkzeug, um mir zu helfen, die großen Entscheidungen im Leben zu treffen. Fast alles - alle Erwartungen, aller Stolz, alle Ängste vor Scham oder Scheitern - all das verblasst im Angesicht des Todes.«

Isabel berichtete immer wieder davon, dass sie Maik und sich am Ende ihres Lebens in einem bestimmten Szenario sehen konnte: Sie sah Maik und sich auf einer Parkbank mit Blick auf die stürmische See. Es ist kalt, doch sie sitzen eng aneinandergeschmiegt und genießen den Augenblick, denn sie schauen zurück auf ein gemeinsames Leben und sind glücklich.

Viele anstrengende und kräftezehrende Zeiten sind am Ende ihres Lebens nur ein Wimpernschlag gewesen.

Sie wollte bleiben und war sich sicher, es geht auch gemeinsam!

6. Kapitel
Sex, meine Karriere in der Co-Abhängigkeit

»Trau keiner Stimme in deinem Inneren,
die nicht liebevoll zu dir spricht.«
– Rolf Merkle

Mein Leben drehte sich um Sex. In den nächsten Monaten liefen unsere Tage nahezu normal. Maik war tagsüber arbeiten. Und während er nicht da war, regelte ich alles weg. Ich organisierte Familientermine und Kindertermine. Ich kümmerte mich um alles, was der Kindergarten benötigte, und darum, dass unser Haus schön und wohnlich war. Die Essensversorgung und, und, und. Gleichzeitig versuchte ich mitten in der Krise, mein Standing in der Firma wiederherzustellen. Denn mein letzter Chef wollte mich zur Geschäftspartnerin machen, doch hatte er mich eiskalt abgezockt. Und jetzt war er weg.

Ich hatte dennoch das Gefühl, ich steckte die Widrigkeiten des Alltags gut weg.

Maik gab sich Mühe, so wirkte es auf mich. Ich gab mein Bestes. Er zehrte von meiner Kraft. Ich fragte ihn immer wieder nach dem Thema Pornos und er beteuerte, dass er auf mich fixiert wäre und er total happy sei, wie gut es läuft. Ich war froh.

Mehrmals täglich schaute ich in meine Kontroll-App, wahrscheinlich schaute ich eher fünfzigmal täglich nach. In seinen Internetverlauf, in seinen Nachrichtenverlauf. Ich scannte alles ab. Nach verdächtigen Wörtern, verdächtigen Suchanfragen, ich suchte nach irgendetwas Auffälligem.

Doch hauptsächlich beschäftigte ich mich damit, seine unbändige sexuelle Lust zu befriedigen. Jeden Tag.

Mittlerweile hatte ich eine extra Schublade, die gefüllt war mit Kleidung, die ihm gefiel. Ja, sie gefiel ihm, mir nicht.

Ich verabscheute sie. Doch es machte mir nichts aus, sie zu tragen, denn sie hielt ihn bei mir.

Sie sorgte dafür, dass er mit mir schlief und nicht mit den anderen. Er sah mich wieder an. Er hatte Lust.

Trug ich sie nicht, hatte er manchmal Lust und manchmal nicht.

Eines Abends lagen wir im Bett. Es war eine normale Szene, wie sie wohl in den meisten Ehen vorkommt. Ich sehnte mich nach Nähe. Normaler Geborgenheit. Ich kuschelte mich an Maik heran, doch er wies mich barsch ab.

Sein Blick: voller Ekel, eiskalt. Er drehte sich weg. In diesen Monaten passierte das immer wieder und ich lernte.

Es war ein einfaches Prinzip: Ich möchte körperliche Nähe? Ich gebe ihm, was er will, und das ist Kleidung.

Ich ging zum Beispiel zum Kindergartenfest in einem Lederoberteil, das versteckt unter einer Wolljacke war. Ich bekam keine Luft, hatte Kreislaufprobleme, es ging mir schlecht.

Maik gefiel es. Später am Tag schlief er mit mir. Es tat weh, so weh, dass es nur noch mit Gleitmittel funktionierte. Er drehte mich zu dieser Zeit immer um, damit er sich auf das konzentrieren konnte, was für ihn wesentlich war: das Kleidungsstück. Doch zumindest wollte er mich. Ich war stolz, wenn er voller Lust in mir gekommen war. Körperlich war ich befriedigt, emotional nicht. Nach dem Sex hatte ich Schmerzen. Auf der einen Seite, weil Maik gar nicht mehr merkte, wann es zu viel, zu fest, zu lange war; auf der anderen Seite, weil sich mein Körper krümmte, in der Gewissheit, dass es nicht mehr um Liebe ging. Um Selbstliebe schon gar nicht.

An einem anderen Tag übernachteten wir in einem Hotel. Wir hatten ein Wochenende ohne Kinder, die waren bei ihren Großeltern untergebracht. Natürlich hatte ich mir Reizwäsche besorgt. Wir genossen den Abend im Kino, doch ich dachte nur daran, wann der passende Zeitpunkt sei, mich umzuziehen und Maik zu verführen. Früher wäre ich wahrscheinlich gerne tanzen gegangen oder stundenlang durch die Stadt spaziert. Heute nicht, mein Leben drehte sich um Sex.

Maik hingegen gab sich keine Mühe. Er war müde. Optisch bemühte er sich schon lange nicht mehr. Seine Kleidung war oft durchlöchert. Er trug alte Unterwäsche oder irgendetwas.

Er entfernte seine Körperbehaarung nur widerwillig. Was mir gefiel, wusste er nicht mal. Seine Kleidung kaufte meistens ich.

Nun gut. Ich zog mich im Badezimmer des Hotels um und kam ins Schlafzimmer. Was er zu sehen bekam, gefiel ihm nicht, ich erkannte es sofort. Wieder mal erfüllte ich nicht seine Erwartungen. Ich fühlte mich miserabel. Maik ließ sich die Chance auf einen kurzen Kick trotzdem nicht entgehen (wahrscheinlich hatte er an diesem Tag noch keinen). Mein Geist war abwesend, mein Körper funktionierte, auf den ist meistens Verlass.

In einem schwarzen Ganzkörperanzug wiederum gefiel ich ihm gut. Ich lag auf dem Bauch auf dem Bett. Er fotografierte mich. *Wahnsinn, jetzt bin ich es, die er sich ansieht.* In Wahrheit würde er sich die Bilder nie mehr ansehen, doch ich sah sie später noch mal, als ich sein Handy durchblätterte. Mein Kopf war nicht zu sehen. Dafür meine Rückansicht, komplett unter Kleidung, und sein großes, markantes Geschlechtsteil.

Mein Leben dreht sich um Sex, um seinen Sex. Ich bin ein wichtiger Teil in seinem System geworden, doch ich habe mich selbst dazu gemacht.

Einige Wochen später musste ich das erste Mal wieder dienstlich weg, über Nacht. Ich fühlte mich gut damit, denn ich hatte nicht das Gefühl, dass etwas davon abhing, ob ich da war oder nicht. Außerdem konnte ich alles auf seinem Handy nachverfolgen. Der wichtigste Punkt war aber sicher, dass er unsere Kinder bei sich hatte, also keine Chance, vom Plan abzuweichen. Denn der Schutz von Emma und Louis, so beteuerte er immer wieder, war für ihn das Allerwichtigste. Und doch hatte mich tief im Inneren irgendein unruhiges Gefühl über die letzten Wochen begleitet. Ich konnte es nicht beschreiben, doch ich spürte etwas an Maik, was mich immer wieder aufhorchen ließ.

Ich hatte eine ausgeprägte Sensibilität entwickelt, die meine Antennen sofort aktivierte, sobald Maik im Raum war. Nein, vielmehr noch, es reichte, wenn ich ihn am Telefon hörte oder durch Zimmerwände seine Anwesenheit wahrnahm. Es reichten drei geschriebene Worte von ihm. Ich hatte einen sechsten

Sinn entwickelt, der alle Reize wahrnahm, die auf eine Veränderung hindeuten konnten. Es war ermüdend und so anstrengend, die ganzen Sinneseindrücke immer wieder aufzunehmen und zu deuten. Doch es hatte sich tatsächlich etwas verändert, in der Art, wie er neben mir saß und lag. Auch in der Art, wie er mit mir sprach und reagierte, wenn ich ihn um etwas bat. Die Art, wie er morgens aus dem Bett aufstand, bereits gebeutelt, stöhnend, als hätte er etwas Schlimmes erlebt oder vor sich. Besonders die Art, wie er morgens unser ganzes Haus und alle Bewohner in Eile versetzte, um schnell zur Arbeit zu kommen, verstand ich nicht. Er wurde barsch zu den Kindern und regelrecht aggressiv im Ton zu mir, wenn es ihm nicht schnell genug ging. Das leuchtete mir nicht ein, denn er mochte seine Arbeitsstelle immer weniger.

Erst viel später würden mir diese Zusammenhänge klar werden.

Ich fuhr morgens um vier Uhr los. So sparte ich mir die erste Übernachtung und musste nur einmal im Hotel übernachten. Mein erster Arbeitstag lief gut und ich kam müde, aber gut gelaunt im Hotel an. Was ich noch zu tun hatte, war klar. Ich zog mir schöne Unterwäsche an und verbrachte die nächste Stunde damit, zwei erotische Fotos für Maik zu schießen. Ich war nach meinem Achtzehn-Stunden-Tag erschöpft, doch nun musste der perfekte Tagesabschluss her. Maik sollte mit dem Gedanken ins Bett gehen, dass er die perfekte Frau hatte, für die es sich lohnte, auf morgen zu warten. Dafür baute ich das Hotelzimmer einmal komplett um und strengte mich so richtig an. Ich ging hart mit mir ins Gericht und fotografierte wieder und wieder. Schließlich war ich mit den Bildern zufrieden und schickte sie ab.

Sie zeigten mich von hinten, auf dem Bett kniend mit dem Kopf im Nacken. Es waren ästhetische Bilder. Sie zeigten eine junge Frau mit ihrem weiblichen Körper. Lange blonde Haare fielen von ihrem Kopf in den Nacken. Die Pose wirkte unbeholfen und gleichzeitig makellos echt. Auf dem Rücken das Tattoo eines Einhorns. Ihr Körper schien nicht mädchenhaft, vielmehr erwachsen, er hatte etwas zu erzählen und war nicht vergleichbar mit anderen. Die Bilder waren harmonisch, irgendwie verträumt. Sie erzählten beim genauen Hinsehen eine Geschichte. Sie waren wie ich, vielleicht war genau das der Fehler gewesen.

Von Maik kam keine Reaktion.

Das, was kam, sah ich etwa eine Stunde später in meiner Überwachungsapp. Maik hatte im Internet folgende Suchbegriffe eingegeben:

- Damenleggins supereng
- Damenleggins heißer Po
- Wetlook Leggins

Ich starrte fassungslos auf mein Handy. Maik wusste doch, dass ich es sehen konnte.

Ich rief ihn an. Er ging nicht dran, natürlich nicht.

Doch er rief wenig später zurück. Ich konfrontierte ihn mit dem, was ich gesehen hatte, doch Maik sagte mir, er wäre niemals so bescheuert, das zu tun.

An diesem Abend und in diesem Gespräch fühlte ich es nicht mehr. Ich fühlte keine Verzweiflung, ich war nicht traurig oder wütend. Ich wusste, dass er log, und auf eine seltsame Art und Weise war es für den Moment okay.

Ich wusste, ich konnte nichts tun. Ich schloss ab. Ich schloss ab mit allem, was gewesen war. Ich stieg aus meinem Körper aus. Der Schmerz, der sich in mir ausbreitete, war zu groß, als dass ich ihn irgendwie hätte verarbeiten können. Gleichzeitig ermattete er mich auf eine derart übermächtige Art und Weise, dass ich mich sofort hinlegen musste.

Ohne es erklären zu können, schlief ich auf der Stelle ein. Und ich schlief seit vielen Monaten das erste Mal tief und fest und ruhig. Ich konnte nichts mehr ausrichten, ich hatte verloren.

In der Nacht hörte ich mein Handy vibrieren. Ich schaute nicht drauf. Ohne nachzusehen, wusste ich, dass es Maik war, der sich in Selbstmitleid und reumütig ergoss. Ich wollte es nicht hören, ich wollte schlafen. Weg von dieser Welt, weg von Maik, weg von mir.

Am nächsten Morgen wachte ich auf und fühlte mich wie betäubt. Ich wollte in diesem Leben nicht mehr aufwachen, wollte zurückspulen und einfach wieder in mein altes Leben zurück.

In meinem Nachrichteneingang fand ich drei lange Videoaufnahmen von Maik.

Ich drückte auf Start und sah Maik. Er hatte sich in Szene gesetzt, am Küchentisch ins rechte Licht gerückt, die richtige Kameraposition gewählt, sich in aller Ruhe hingesetzt und in die Kamera gesprochen. Wie bei einer Rede vor dem Bundeskanzleramt saß er am Küchentisch und rezitierte darüber, wie es dazu gekommen war, dass er sich die Links gestern anschaute und auch viele andere in der letzten Zeit. Vollkommen sachlich sagte er in die Kamera, dass es ihm leidtue.

Es ist Maik scheißegal. Jegliche Konsequenz ist ihm egal. Ich bin ihm egal. Es war mir nie klarer als jetzt. Er hat seine Gefühle, sein Gefühl für mich, für alles andere auf der Welt vollkommen verloren.

Gerade in diesem Moment wurde mir das Ausmaß der Misere bewusst. Maik war krank. Er schien im Rückblick auf die Befriedigung, die er erfahren hatte, immer noch voller Genuss zu sein. Fast schon erkannte ich unter seinem selbstmitleidigen Gesichtsausdruck, den er mittlerweile schauspielverdächtig draufhat, ein kleines Lächeln. Vielleicht bildete ich es mir auch ein. Vielleicht dachte er daran, wie er es schaffen konnte, mich milde zu stimmen, damit er möglichst schnell und einfach an den nächsten Kick kommt, den nächsten Orgasmus, um es genau zu sagen. Einen Orgasmus mit Frauen, die nichts von ihm wollten, die vielleicht nicht mal wollten, dass er sie dafür benutzte. Frauen, die gefügig waren. Gleichzeitig setzte er seine Sachlichkeit und Selbstverherrlichung derart in Szene, dass es befremdlich wirkte.

Oh Maik, was ist nur mit dir passiert? Wo bist du, mein lieber Maik? Wie schaffst du es zurück?

Maik war nicht mehr mein Mann. Ich empfand pure Verzweiflung. Wann hatte er sich die Dinge angesehen? Wir waren doch zu Hause immer zusammen? Was hatte ich übersehen? Langsam dämmerte mir das Ausmaß, das ich noch nicht begreifen wollte. Doch die Zusammenhänge wurden mir immer klarer: Der Stress morgens, um ins Büro zu kommen. Sein ständiger Timing-Stress bei Projekten auf der Arbeit. Seine privaten Social-Media-Aktivitäten aus dem Büro heraus. »Oh nein«, dachte ich. »Bitte nicht, lass es nicht derart heftig sein!«

Ich rief Maik an. Maik saß im Kinderzimmer meines Sohnes, die Kinder um sich herum. Ich weiß nicht, warum ich überhaupt mit ihm sprach, vielleicht um mir die Bestätigung zu holen, dass das wirklich passierte. Er war genervt. Genervt von meinen Fragen. Vielleicht war er sich auch zu sicher, dass sich eh alles einrenkte. Es war ihm egal. Maik hatte mich belogen, die ganze Zeit. Und noch viel schlimmer, er hatte seinen Therapeuten belogen. In jeder Sitzung in der Suchtberatung hatte er konsequent von seinen Erfolgen erzählt und von seiner Abstinenz. Maik war nicht nur in einem so hohen Ausmaß süchtig, dass er seine Arbeitszeit dafür nutzte, Pornos oder sexuelles Bildmaterial zu konsumieren und in den Waschräumen zu masturbieren – er war auch ein notorischer Lügner. Ich hatte es doch überall gelesen: »Menschen mit Sucht verlieren soziale Kontakte und Beziehungen. Oft auch ihren Arbeitsplatz, weil sie den Konsum nicht mehr trennen können. Sie werden ertappt, oder ihre Arbeitsleistung nimmt ab.«

»Oh nein, Isa«, sagte ich zu mir selbst – »Pornomaik!« Welche Lügen kannte ich noch nicht? Vielleicht betraf es unser ganzes Leben. Er hatte es wieder und wieder getan, während die Kinder im Haus waren. Er riskierte, dass unsere Kinder Schaden nahmen.

Ich war ihm sowieso egal.

Doch das Schlimmste war, ich hatte es einfach nicht geschafft. Ich hatte mich so angestrengt, was sollte ich denn jetzt noch tun?

Nach dem Gespräch brach ich zusammen. Und es war kein leises Zu-Boden-Sinken, wie ich es von mir kannte. Nein, ich krümmte mich vor Schmerzen. Ich lag vor dem Bett meines Hotelzimmers und weinte. Ich schrie und weinte so laut, wie ich es in meiner Erinnerung nie zuvorgetan hatte. Es waren kaum zu bändigende Flüsse an Tränen, die ich weinte.

Das, was am meisten schmerzte, war der Gedanke, dass es nicht vorbei war. Ich wusste sicher, dass es gerade erst angefangen hatte. Erst jetzt hatte ich eine Ahnung, was auf mich zukommen würde.

Ich fuhr in die Zweigstelle unserer Firma. Die Fahrt dorthin dauerte etwa zwanzig Minuten. Dort angekommen, hatte ich mich zumindest so weit gesammelt, dass ich mich krank melden konnte. In den letzten fünf Jahren hatte ich mich nicht einmal krankgemeldet, wenn ich es nicht wirklich war. Doch heute hatte ich das Gefühl, meine Beine trugen mich keinen weiteren Schritt mehr. Ich fuhr sieben Stunden nonstop mit dem Auto nach Hause. Und ich weinte. Ich wollte weinen. Weinen um meinen verlorenen Kampf und meinen verlorenen Mann und weinen, damit ich aufhören konnte, damit die Tränen versiegt waren, bis ich zu Hause ankam. Ich brauchte Kraft, denn eines war klar: Was da auf mich zurollte, hatte Höchstgeschwindigkeit und wuchs geradewegs auf die Größe eines Tsunamis heran.

Die Fakten

Isabel war mittendrin in der Co-Abhängigkeit. Und obwohl sie sich beständig von mir begleiten ließ, schien sie auch in den nächsten Monaten noch machtlos dagegen zu sein. Sie bemerkte es recht schnell, doch sie fand keinen Weg wieder raus.

Es passiert fast jedem Suchtbegleiter und die wichtigste Botschaft ist: Du findest einen Weg in die Normalität, sobald du die Co-Abhängigkeit wieder verlässt. Dafür wird es wichtig sein, dass du dich intensiv mit dem Thema auseinandersetzt oder dir professionelle Hilfe suchst. Erst dann kannst du deinem Menschen mit Sucht helfen.

Was ist eigentlich eine CO-Abhängigkeit?

In der Literatur wird die Co-Abhängigkeit fast nur in Zusammenhang mit der Alkoholabhängigkeit beschrieben.

Co-Abhängigkeit ist ein komplexes System, mit dem man sich intensiv beschäftigen muss, um es zu verstehen und um es wieder zu verlassen. Unter Umständen kann auch die Hilfe von Therapeuten für Suchtbegleiter hier angeraten sein.

Prüfe bitte sehr sorgsam, ob du externe Hilfe in Anspruch nehmen möchtest. Je stabiler du selbst bist, desto besser kannst du auch unterstützen.

Ich habe im folgenden Text das Wort »Abhängiger« immer in »ein Mensch mit Sucht« geändert, denn wie bereits im Vorwort beschrieben, sollte meines Erachtens hier ein Wandel in der allgemeinen Betrachtungsweise stattfinden.

Mithilfe einer sehr ausführlichen Beschreibung der Co-Abhängigkeit bei Alkoholabhängigkeit des Blauen Kreuzes[16], die mir zur Verfügung gestellt wurde, kann man zur Co-Abhängigkeit im Allgemeinen Folgendes sagen:

Eine Abhängigkeit bedeutet, dass A einen Einfluss auf B hat: A → B

Wenn der Einfluss groß genug ist, kann man sagen: B ist abhängig von A.

A ist das Suchtmittel, B der Betroffene, der Mensch mit Sucht. Zur Co-Abhängigkeit kommt mindestens ein weiterer dazu, der Co-Abhängige C: A → B → C

Der Co-Abhängige ist nicht direkt vom Suchtmittel abhängig (obwohl auch das möglich ist, denn auch Isas Leben drehte sich zu diesem Zeitpunkt zu einem großen Teil um das Thema Sex), sondern indirekt über den Menschen mit Sucht, zum Beispiel den Pornosüchtigen oder Alkoholiker. Ein entscheidender Faktor dafür kann das Definieren des eigenen Selbstwerts über die Sucht des Partners sein. Hierauf gehe ich später in diesem Abschnitt genauer ein.

Co-abhängig können viele sein: der Partner, das Kind, therapeutisch tätige Freunde, Bekannte, Verwandte, Arbeitskollegen, der Therapeut selbst, wenn es denn einen gibt.

Jedoch: Nicht jede Beziehung, in der ein Mensch mit Sucht steht, ist eine durch Co-Abhängigkeit geprägte Beziehung, und nicht jede Beziehung zu einem Menschen mit Sucht führt

---

16 www.blaues-kreuz.de entnommen 27.03.2022

zu einer Co-Abhängigkeit. Wäre das so, bräuchte es den Begriff der Co-Abhängigkeit nicht. Ein wissenschaftlicher Begriff muss trennscharf sein, das heißt, er muss die Gegebenheiten in mindestens zwei Gruppen einteilen können, für die der Begriff zutrifft oder eben nicht. Sonst ist der Begriff eine Leerformel, die nichts aussagt; und Leerformeln sind keine wissenschaftlichen Erkenntnisse.

Das bedeutet auch, es ist durchaus möglich, dass du nicht co-abhängig bist oder wirst.

Was macht nun das Besondere der Co-Abhängigkeit aus, das einen eigenen Begriff rechtfertigt?

Die Wissenschaft ist sich über die Definition der Co-Abhängigkeit, den Begriff, keineswegs einig. Es gibt keine anerkannte, sozusagen offizielle Definition.

Wir können nur versuchen, eine Vorstellung von der Co-Abhängigkeit zu entwickeln, nicht mehr, aber auch nicht weniger.

Woher der Begriff stammt, ist unklar. Entwickelt hat sich der Begriff in der therapeutischen Beschäftigung mit Menschen mit Suchterkrankungen.

Um genau zu sein, mit Alkoholabhängigen, denn es gibt noch immer viel zu wenig Studien und Erhebungen über die Behandlung von Sexsüchten und den Umgang mit deren Begleitern und Angehörigen. Viel zu viele Therapeuten sind heute noch der Meinung, dass Süchte, die mit Sex und pornografischem Material zusammenhängen, durch häufiges Reden über Bedürfnisse in Partnerschaften und das Angleichen von Lust geregelt werden können. Das würde allerdings bedeuten, dass nach der erfolgreichen Behandlung der Sucht keinerlei Probleme mehr bestünden. Dem ist in den meisten Fällen nicht so. Erst danach kann mit der tiefenpsychologischen Aufarbeitung und der Betrachtung von Auslösern und suchtbegünstigenden Faktoren begonnen werden.

Wenn die Abhängigkeit eine Krankheit ist, dann muss man auch die Co-Abhängigkeit als Krankheit betrachten. Es bedeutet jedoch nicht unbedingt, dass jemand psychisch krank ist. Es kann ein vorübergehender Zustand sein, der mit bestimmten Symptomen einhergeht. So gibt es auch in den internationalen Diagnosesystemen keine Diagnose »Co-Abhängigkeit«. Da die Co-Abhängigkeit jedoch gravierende Auswirkungen auf die seelische und körperliche Gesundheit haben und zu einer langfristigen Erkrankung führen kann, werden wir sie hier als solche behandeln. Wie jede Krankheit betrifft sie den einzelnen Menschen. Es ist keine körperliche Krankheit (kann aber zu einer werden). Die Krankheit beginnt eher als Persönlichkeitsstörung.

Aber auch die Beziehung zum Menschen mit Sucht ist gestört; die Co-Abhängigkeit ist eine Beziehungsstörung.

Dieser Punkt der Beziehungsstörung ist und wird für dich essenziell sein. Sobald du das erkennen kannst, wird es dir viel leichter fallen, die Sucht nicht mit zu bedienen. Du verstehst, dass eure Beziehung nur so wieder wachsen kann und du selbst zu deiner Integrität finden kannst. Um die Störung eurer Beziehung kann sich dein Mensch mit Sucht erst kümmern, wenn er sich um seine Sucht gekümmert hat.

Dieses doppelte Gesicht der Krankheit, die Vielfältigkeit der Persönlichkeitsstörungen und die Vielfältigkeit der Beziehungsstörungen, macht es unmöglich, eine einfache Definition der Co-Abhängigkeit zu entwickeln. Man kann nur versuchen, anhand einer Situation, die man für typisch hält, Merkmale einer Co-Abhängigkeit zu finden. Typisch ist zunächst das Umfeld. Es gibt das Suchtmittel, den Menschen mit Sucht, den Partner, das Kind, möglicherweise den Therapeuten.

Der Mensch mit Sucht glaubt, sein Leben mit der Kraft seines Willens gestalten zu können. »Ich kann jederzeit aufhören.«

Der Co-Abhängige teilt diesen Glauben. »Wenn ich mich nur genug anstrenge, wenn ich nur schön genug bin und ihm etwas davon gebe, was er braucht, und wir zusammenhalten, dann hört er auch auf.« Beide wissen nicht oder wollen es nicht wissen, dass es Situationen gibt, die kein Mensch kontrollieren kann.

Den Konsum eines Menschen mit Sucht kontrollieren zu wollen, ist eine solche Situation. Das ist nicht möglich, das kann weder der Mensch mit Sucht selbst noch der Co-Abhängige. Schon die Dimensionen werden dir selbst so absurd vorkommen, dass dir eine wertfreie Kontrolle unmöglich erscheinen wird.

Damit haben wir ein Kriterium für Co-Abhängigkeit: Der Co-Abhängige glaubt, den Kranken mit der Kraft seines Willens heilen zu können. Aber das ist noch nicht krankhaft. Das reicht noch nicht, um Co-Abhängigkeit klar zu benennen.

Die Probleme kommen, wenn der Glaube in die Tat umgesetzt wird.

Frau zum Mann: »Tu mir einen einzigen Gefallen, mach bitte keinen Scheiß, wenn ich weg bin. Ich bin nur zwei Tage weg und ich muss mich darauf verlassen können, dass ich die Kinder bei dir lassen kann, wenn ich arbeite.«

Es funktioniert, und die Frau ist glücklich.

Oder am nächsten Morgen findet die Frau einschlägige Hinweise auf Pornokonsum. Der Mann schwört, nie wieder Pornos zu gucken, aber: »Ich möchte auf keinen Fall, dass deine Eltern erfahren, dass dieser Ausrutscher passiert ist. Ich gebe mir verdammt viel Mühe. Sag ihnen nichts.«

Die Frau macht es und ist unglücklich. Der Mann auch, aber aus Freude über den freien Tag braucht er erst mal einen Orgasmus, irgendwie muss er die ganzen Emotionen verarbeiten.

Dass sie den Versprechungen ihres Mannes nicht trauen kann, begreift die Frau schnell. Und es stimmt ja auch, ihre Familie muss ja nicht immer gleich alles mitbekommen und bewerten. Ihre Mutter ergreift immer sofort Partei und sagt klar ihre Meinung, das kann echt nervig sein. Wenn ihre Mutter nur nicht immer gleich merken würde, wenn irgendwas nicht stimmt.

»Vielleicht hätte ich auch nicht wegfahren sollen, oder vorher noch mal mit ihm schlafen sollen. Ja, ich darf ihn auch nicht unbefriedigt zurücklassen, ich weiß ja, dass ihm das schwer fällt. Zusammen können wir es schaffen, ach nein, er will schon wieder Sex und ich bin müde. Ich muss mir etwas einfallen lassen«, denkt die Frau.

Noch ist die Co-Abhängigkeit nicht erreicht, aber sie ist nicht mehr weit. Das Ganze kann eine Episode bleiben, wenn sich die Frau von ihrem Mann trennt. Tut sie das nicht, geht der Prozess weiter. Die giftigen Keime sind schon alle da. Der

Nicht-Abhängige versucht weiterhin, den Menschen mit Sucht zu einer Verminderung seines Konsums zu bewegen. Er fühlt sich inzwischen für den Menschen mit Sucht verantwortlich. Die Erfolge führt der Nicht-Abhängige auf seine eigenen Anstrengungen zurück, die Nicht-Erfolge aber auch. Die Misserfolge werden auf die eigene Unzulänglichkeit zurückgeführt. »Ich war nicht gut genug, ich hätte noch mehr für ihn tun müssen. Aber allein schafft er das doch nicht, wenn er mich nicht hätte!«

Das Selbstwertgefühl des Nicht-Abhängigen steigt, wenn der Mensch mit Sucht abstinent ist. Damit ist aus dem Nicht-Abhängigen ein Co-Abhängiger geworden.

Wir können sagen: Ein zweites Kriterium für die Co-Abhängigkeit ist die Abhängigkeit des Selbstwertgefühls vom Verhalten des Menschen mit Sucht.

Je weniger der Co-Abhängige für sich selbst tut, desto weniger wird sein eigenes Selbstwertgefühl von ihm selbst bestimmt, desto höher ist der Grad seiner Co-Abhängigkeit. In der höchsten Stufe der Co-Abhängigkeit ist die Identität des Co-Abhängigen nur noch ein Spiegelbild des Menschen mit Sucht. Aber der Mensch mit Sucht sieht nur sich selbst im Spiegelbild, der andere ist sein Echo.

Wer macht das mit? Warum geht die Frau nicht, warum lässt sie sich nicht scheiden, warum trauert sie der Liebe ihres Lebens nach?

Die Neigung zur Co-Abhängigkeit kann eine Charaktereigenschaft sein; die Co-Abhängigkeit kann aber auch gelernt werden. Letzteres ist für Kinder wichtig. Um in ihrer totalen Abhängigkeit zu überleben, müssen sie lernen, sich zu schützen.

Co-Abhängige entwickeln besondere Fähigkeiten. Menschen mit Sucht sind unberechenbar: Ihre Handlungen hängen oft von ihrer jeweiligen Stimmung und von ihrem Suchtbefriedigungsgrad ab, ihre Entscheidungen sind keine Entscheidungen, auf ihre Versprechen kann man sich nicht verlassen. Und das sind noch die harmloseren Aspekte.

Was dagegen hilft, ist äußerste Wachsamkeit, das Erfühlen von Stimmungen und Stimmungswechseln, von bedrohlichen Entwicklungen, das Wahrnehmen jeder noch so kleinen Schwingung.

Diese äußerste Wachsamkeit, in ihrer krankhaften Form Hypervigilanz genannt, ist eine Angststörung. Die Angst kann sich verselbstständigen, das heißt von ihrer Ursache lösen und zu einer Angst vor allem werden, zu einer generalisierten Angststörung.

Um mit dem Menschen mit Sucht fertig zu werden, sind scharfe Sinne und gute Antennen für die augenblickliche Situation und ihre Entwicklung aber sehr hilfreich für den Co-Abhängigen. Den Menschen mit Sucht auf diese Weise zu steuern, kann für den Co-Abhängigen durchaus befriedigend und erfüllend sein. Und auch der Mensch mit Sucht profitiert. Ihm werden die kleinsten, kaum ausgesprochenen Wünsche erfüllt – dazu kann auch die Befriedigung mit dem Suchtmittel gehören, die Verleugnung der Sucht, die Entschuldigung der Sucht. Es entsteht eine gegenseitige Abhängigkeit, die manche als Liebe empfinden. Und das immer wieder. Co-Abhängige suchen sich Partner, die zu ihnen passen, Kinder aus Suchtfamilien tun das auch, sie haben die Co-Abhängigkeit ja gelernt. Ein typisches Szenario dazu könnte so aussehen: Der Vater eines Jungen schaut Pornos in nicht gesundem Maße und achtet nicht darauf, dass seine kleinen Kinder mit den Inhalten konfrontiert werden. Durch die eigenen Persönlichkeitsdefizite, die der Vater entwickelt hat, kümmert er sich nicht um eine angemessene Sexualerziehung seiner Kinder. Die Mutter deckt ihn und unterstützt ihn sogar, indem sie sagt: »Ja, so was machen Männer nun mal« und »Der Papa wird schon wissen, wie man mit Jungs darüber spricht«, so wird die ganze Familie bereits in ein Co-Abhängigkeitsverhalten hineinerzogen.

Die eigenen Anstrengungen und das Bemühen um den Menschen mit Sucht werden als Preis dafür gesehen, nicht allein sein zu müssen. Wem das genügt, kann als Co-Abhängiger mit einem Abhängigen eine stabile Beziehung führen. Geht in einer solchen Beziehung der Partner verloren, wird der Co-Abhängige ein Gefühl völliger innerlicher Leere spüren. Das eigene Selbst war im Menschen mit Sucht aufgegangen, das Selbstwertgefühl nur von ihm bezogen, und nun ist er nicht mehr da. Der Co-Abhängige fühlt sich nutzlos, wertlos, leer.

Isabel jedenfalls war zu einem Steuerrad in Maiks Sucht geworden. Ihr Leben drehte sich um Maiks sexuelle Befriedigung. Sie achtete auf jede seiner Befindlichkeitsveränderungen. Sie nahm wahr, wie er atmete, sich bewegte. Jede Veränderung in seiner Mimik oder Körperhaltung, eine Nuance in seiner Stimme konnte für sie ein Zeichen oder Hinweis sein, dass sie etwas tun musste, damit er sich bei ihr Befriedigung holte.

Isabel wollte Maik nicht verlieren und sie wollte, dass Maik nur sie wollte. Isabel war schön, wenn Maik sie schön fand. Welche Ausmaße das noch annehmen sollte, war ihr zu diesem Zeitpunkt nicht bewusst. Mir als Coach schon, doch in diesem Augenblick konnte ich sie nur begleiten. Ihren Weg musste sie selber gehen.

7. Kapitel
Ein aussichtsloser Kampf

»Warten ist schmerzhaft. Vergessen ist schmerzhaft. Aber nicht zu wissen, was davon man tun soll, ist das Schlimmste.«
– Paulo Coelho

Zu Hause folgte einer von Maiks »lichten Momenten«. Ein Tag, wie er immer wieder zwischendurch mal vorkam. Es war ein Tag, an dem er alles verändern wollte, an dem er alles einsah und endlich einen Neustart wagen wollte. Er setzte dann binnen weniger Stunden alle möglichen Hebel in Bewegung, um irgendwie voranzukommen. Der Aktionismus war am nächsten Tag verpufft. Was blieb, waren oft völlige Leere und der Start in eine depressive Phase, die für mich schwerer auszuhalten war als jeder Streit, jede gemeine Bemerkung, jedes Bild, das ich gesehen hatte.

In diesem einen lichten Moment rief Maik seinen Therapeuten an. Er bat um einen Notfalltermin. Er gestand seine Lügen und seinen Rückfall (also eigentlich seinen dauerhaften Konsum). Doch der Therapeut der Suchtberatungsstelle ließ ihn fallen. Er war mit seinem Standardsystem gescheitert und das bekam Maik zu spüren.

Mit meiner letzten Kraft motivierte ich Maik zu einem neuen Ansatz. Jetzt nicht aufgeben, den Impuls nutzen, jemanden suchen, der mit ihm arbeitete. Maik gab meinem Druck nach.

Wir fanden eine Therapeutin, die spezialisiert auf Sex- und Pornosucht und in allen Publikationen hochgelobt war.

Ihre Praxis lag etwa 50 Kilometer von unserem Zuhause entfernt.

Maik machte Termine. Die Sitzungen liefen gut, doch ich hatte einen entscheidenden Faktor unterschätzt. Maik fuhr abends, nach seinem Arbeitstag, der ihn eh schon massiv unter Druck setzte, nun durch den Berufsverkehr und kam in letzter Sekunde dort an. Sein Stresspegel war erreicht, wenn nicht überstiegen.

Druck, Druck, Druck.

Nicht nur, dass Maik nun die einzige entspannende Zeit am Tag, die mit seinen Kindern, an diesen Tagen fehlte, er musste nach einem stressigen Arbeitstag auch noch pünktlich zu einem Termin, ein anstrengendes Gespräch führen und durch den Verkehr nach Hause hetzen.

Maik begann ein Tagebuch zu führen. Eine weitere Aufgabe kam hinzu. Er führte es wenige Tage, bis er wieder aufhörte.

An einem Tag lag es offen auf unserem Küchentisch. Der Kugelschreiber trennte noch die letzten Seiten, in die er geschrieben hatte. *Hat er das extra gemacht? Will er, dass ich es lese?*

Vielleicht hatte er es auch im Trubel des Tages vergessen.

Ich las: »Musste heute Morgen die Kinder zur Kita bringen, Isa hatte einen Termin. Louis wollte mal wieder nicht und hat im Auto geweint. Als ich aus der Kita raus bin, saß er ganz traurig am Fenster und hat mir nachgeschaut. Ich war spät dran und wusste, dass ich zu spät zur Arbeit komme. Als ich zum Auto gegangen bin, spüre ich schon ziemlichen Druck. Ich bin auf meiner Skala fast bei zehn angekommen, wobei zehn ja bedeutet, ich kann es nicht mehr aushalten und muss onanieren. So ist es noch nicht. Doch ich habe das Gefühl, ich muss mich beeilen. Eine 8 vielleicht.«

Okay, dachte ich. Es ist okay. Diese Krankheit, diese Sucht hat nichts mehr mit unserem Leben zu tun. Doch so kommt er da nicht raus.

Ich grübelte, was konnte ich nur tun?

Nach wenigen Sitzungen beendete Maik die Therapie. Genau wie er alles nach ein paar Sitzungen beendete.

Maik suchte sich eine Selbsthilfegruppe.

Er telefonierte in der nächsten Woche mit den Anonymen Sexaholikern und mit einer lokalen Gruppe in unserem Ort. Das Aufnahmeverfahren dort war einfach und unkompliziert. Die Gruppe war nach einem »Vorstellungsgespräch« mit Dirk, dem Gruppenleiter, für jeden Menschen mit Sucht offen.

Die Gruppe »Der glückliche Wald« wurde von der Caritas organisiert. Und: Maik ging hin, erstaunlich lange sogar.

Mehrere Monate besuchte er jeden Dienstagabend seine Gruppe. Manchmal erzählte er gar nichts danach. Wirkte aber gelöster, positiver als sonst. Manchmal kam er nach Hause mit der Idee, etwas verändern zu wollen oder einer neuen Einsicht: meistens der, dass ich es verdient hatte, dass er mehr mit mir redete, oder er mehr für mich tat oder, oder, oder. An diesen Abenden wusste ich, dass er über mich gesprochen hatte. Meistens sagte ich nichts dazu. Ich nahm alle seine Ideen an. Einmal nahm er meine ganze, teure Unterwäsche und warf sie in den Müll. Er wollte nichts mehr, was in Verbindung mit seiner Sucht stand, im Haus haben. Er dachte, es wären mögliche Auslöser, oder es würde dann beim Sex mehr um mich gehen.

Als er das zu mir sagte, genauso, er sagte: »Ja, bei dieser und dieser Hose geht es eher ums Kleidungsstück«, zog sich mein Herz schmerzhaft zusammen. Maiks Gefühlskälte bzw. seine fehlende Empathie sorgte dafür, dass ich in meiner Toleranz ans Äußerste gehen musste. Doch ich erkannte seine positive Absicht. Er wollte es hinbekommen. Er wollte seine Sucht verbannen. Ich gab ihm jedes Mal eine Chance, gleichwohl ich wusste, dass nichts daraus werden würde. Meine Erfahrung der letzten Monate zeigte mir, dass diese Momente, in denen Maik aktiv wurde und unbedingt alles an unserer Situation verändern wollte, nur von kurzer Dauer waren. Am nächsten Tag war der Aktionismus meist verflogen und der triste Alltag zurückgekehrt.

Ich bemerkte, dass die Regelmäßigkeit des Austauschs und die Möglichkeit, ohne Verpflichtung an einem Treffen teilzunehmen, Maik guttat.

Wie groß meine Enttäuschung war, als er auf einmal nicht mehr hinging, ist mit nichts zu vergleichen. Ich verstand es einfach nicht. Er hatte Zeit, der Termin war fest eingerichtet in unserem Wochenplan und er fühlte sich wohl und gut aufgehoben. Doch ohne ein Sterbenswörtchen mit mir darüber zu wechseln, ging er nicht mehr hin. Es war wieder vorbei.

Ich akzeptierte. Ich wusste, es waren nicht meine Entscheidungen, sondern seine. Es war Maiks Weg und seine Etappen waren viel größer, sein Tempo viel langsamer. Genauso, wie ich eine autarke und eigene, vielleicht auch falsche Entscheidung treffen wollte, stand das auch Maik zu.

Er war ein eigenständiger, liebender und lebenswerter Mensch.

Seine depressiven Phasen nahmen zu.

Depressive Phasen dauerten ungefähr sechs Wochen. Sie gingen an meine Kraftsubstanz. In diesen Phasen war Maik kaum wiederzuerkennen. Sein Gesichtsausdruck war finster, seine Augen blitzten. Maiks Körper war zum Angriff bereit, angespannt und aufgerichtet. Besonders seine Sprache veränderte sich in dieser Zeit. Auf jeden Satz folgte ein Gegenargument, eine Rechtfertigung, ein Angriff.

Maik fühlte sich ständig angegriffen. Wenn ich nur sagte: »Maik, kannst du mir einen Kaffee geben?«, erwiderte er: »Ich wusste ja nicht, dass du Kaffee willst.«

Wenn ich sagte: »Maik, ich finde dich echt sehr unfreundlich gerade«, dann sagte Maik: »Meinst du nicht, DU bist unfreundlich? Du quatschst mich doch die ganze Zeit voll.« Doch das Schlimmste war sein Verhalten gegenüber den Kindern. Einmal kam Emma die Treppe hinunter. Maik war im ersten Stock und ich war beschäftigt. Sie sagte: »Mama, kannst du mir bitte aus dem Keller meinen Wäschekorb hochbringen? Ich möchte meine Wäsche wegräumen und er steht noch dort«, und ich erwiderte: »Schatz, frag doch gerade Papa, er ist oben und kann ihn dir sicher bringen. Ist ja toll, dass du selber Ordnung machen möchtest.«

Und Emma sagte: »Oh nein, Mama, wenn ich ihn jetzt anspreche, wird er einfach sauer sein.« Mir zerbrach das Herz. Ich ermutigte sie: »Emma, sag es ihm genauso wie mir.« Sie ging mutig voran und ich hörte Maik.

In viel zu barschem Ton sagte er (allerdings erst nachdem er laut aufgestöhnt hatte): »Och ne, Emma, jetzt muss ICH in den Keller laufen, ernsthaft?«, und er trampelte los.

Scheiße!

Maik!

Ich lief los und holte den Korb, um freudestrahlend auf meine Tochter zuzugehen. Doch ich konnte es nicht retten. Die Kinder fingen an, ihn zu studieren. Ein gefährlicher Zustand, denn nicht mal ich konnte Maiks Stimmung immer genau vorhersagen. In seinen Phasen war er patzig, gemein und unberechenbar. Er rechtfertigte sich den ganzen Tag für unerhebliche Dinge, hing aber gleichzeitig lange Zeiten an seinem Handy und wies uns barsch ab, wenn wir in seine Nähe kamen. Gleichzeitig forderte er mich immer wieder auf: »Lächle doch mal, du ziehst so ein Gesicht«, oder: »Bis gerade hatte ich sehr gute Laune, jetzt bin ich fünf Minuten zu Hause und alles ist weg.«

Ich war Maiks Spiegel. Er sah hinein und sah sich. Und ich hörte nicht auf, ihm ganz bewusst sein Verhalten zu spiegeln. Ich sagte ihm beständig, wie sein Verhalten auf mich wirkte und wie ich mich fühlte. Auch sagte ich ihm, wie es den Kindern ging und was sie von ihm brauchten. Dabei steckte ich viele Schüsse ein, doch ich spürte, wie sehr es in Maik arbeitete.

Ich wusste, wir brauchen Routine, wir, nein Maik musste lernen, über Gefühle zu sprechen, mit uns. Emma und Louis mussten sehen, dass in unserer Familie Gefühle okay waren, auch für Maik. Ich wollte ein Fundament aufbauen, auf dem Maik später, wann immer der Zeitpunkt gekommen war, weiterbauen konnte. Es sollte für ihn nicht unerreichbar sein, die ersten Treppenstufen schon geschafft.

Ich begann ein Ritual einzuführen, das es noch heute gibt.

Jeden Abend machten wir eine kleine Gesprächsrunde.

Wir fragten der Reihe nach jeden:

Wie war dein Tag? Dabei nutzten wir ein Hilfsmittel: Daumen hoch, in die Mitte oder runter.

Was war das Schönste heute?

Was war nicht so schön?

Was ist dein Wunsch für morgen?

Unsere Kinder waren zu diesem Zeitpunkt gerade vier und fünf, doch machten begeistert mit. Es kamen nicht immer sinnvolle Dinge heraus, manchmal war es einfach lustig. Doch oft waren auch diese Dinge schon sehr tiefgründig, wie zum Beispiel: »Ich habe mich mit Sarah gestritten«, oder: »Mila hat mein Gebautes kaputt gemacht.« Besonders schön war auch, wenn sie etwas sagten, wie »Am schönsten war, dass Papa mit uns gespielt hat, oder dass wir auf der Couch gekuschelt haben.« Oft war der Wunsch der Kinder »mit Papa schwimmen gehen, oder Fahrrad fahren.«

Und Maik lernte, er lernte langsam, doch er verstand, obwohl er selbst die Antwort auf die Fragen nicht geben konnte. Seine Antworten waren sachlich. Er gab Tagesberichte ab. Ich intervenierte noch nicht.

Ich wollte Maik dabeihaben, er sollte sich wohl und geborgen fühlen und verstehen, dass unsere Familie ein ungefährlicher Ort für ihn war.

So band ich ihn weiter ein, in jedes Familiengespräch in diesen Monaten. Die Kinder hatten Streit? Okay, wir setzten uns gemeinsam hin und sprachen. Er war oft nur Zuhörer, oder ich griff ein, wenn er Partei ergriff oder zu unempathisch wurde. Doch auch hier erkannte ich seine Absicht, er wollte für seine Kinder ein fantastischer Vater sein, ihnen eine Welt eröffnen, in der er selbst noch nicht lebte.

Ich liebte ihn.

Ich befand mich im Warten. Und anders als in vielen anderen Situationen im Leben, wusste ich genau, worauf ich wartete. Ich wartete auf den Moment, in dem Maik nicht mehr konnte, in dem er keinen Ausweg mehr sah.

Ich würde da sein und seine sichere Konstante sein. Dazu hatte ich mich entschieden.

Bevor ich mich nun mit dem letzten, entscheidenden Thema arrangieren konnte, unserer Sexualität, kam noch ein großer Schritt auf mich zu. Ich hasste meinen Körper. Früher, bevor ich Maiks Parallelwelt entdeckt hatte, fühlte ich mich wohl. Natürlich sah ich vor den Schwangerschaften anders aus. Ich war nie dünn, doch ich hatte einen wohlgeformten, schönen weiblichen Körper. Meine große Narbe am Bauch war für mich ein Zeichen meiner Stärke. Ich hatte es geschafft, unter schlimmsten Umständen zwei wunderschöne Kinder in nur kurzer Zeit hintereinander zur Welt zu bringen. Auch meine Brüste fand ich schön. Sie waren wohlgeformt und weich. Heute fand ich sie schrecklich. Ich sah mich im Spiegel an und Tränen standen in meinen Augen. Meine Beine kamen mir vor wie große Fleischberge. Ich wollte nicht nackt sein.

Meine Brüste hingen zu tief, die Brustwarzen zu groß. Mein Kinn unförmig. Ich mochte nichts mehr an mir. Sogar mein Intimbereich kam mir vollkommen unförmig, ja ekelhaft vor. Wie sollte es auch anders sein? Ich hatte sie alle gesehen. Die Frauen in den Videos und auf Bildern. Sie waren perfekt! Makellose Beine in engen Leggins. Runde, knackige Hintern, die so hart waren, dass sie Wallnüsse knacken konnten. (Wahrscheinlich gab es das auch als Video.)

Schöne, wohlgeformte natürliche Brüste. Und vor allem viele schöne, durchtrainierte Beine und Pos. Sogar ihre Vaginas sahen wunderschön aus. Sie waren rosa und faltenfrei.

Beine, Vaginas und Pos.

Es lag nicht an Maik, ich wollte ja schließlich schön sein.

So stand ich also wenige Wochen später im Sprechzimmer einer Schönheitsklinik. Die Ärztin war klein, zierlich, trug 13 Zentimeter hohe Absätze. Ihr Körper war perfekt. Ich musste mich ausziehen und wurde fotografiert. Ich fühlte mich so elend. Die Ärztin kniff in meinen Speck, hielt ein Maßband an meine Beine und sagte schließlich: »Sie werden nie dünne Beine haben. Da haben wir viel zu tun. Bauch, Hüfte, Po-Banane, Oberschenkel, Knie. Damit wir überhaupt angleichen können. Das wird eine Riesen-OP.«

Ich sagte nur noch »Okay« und willigte in alles ein. Hauptsache, irgendetwas tun. Das Geld war mir egal.

Wenige Wochen später wurden mir kiloweise Fettzellen aus dem Körper abgesaugt. Ich wachte in einer Lache aus Blut auf. Mein Körper schmerzte. Ich trug ein Ganzkörperkorsett. *Okay, das halte ich aus.*

Zwei Tage später half Maik mir aus dem Anzug. Ich wollte duschen. Unter dem Anzug mein schwarzer, geschundener Körper. Schmerz! Schon wieder Schmerz.

Ein Schmerz, der für Wochen nicht vergehen sollte. Ich quälte mich. Arbeitete im Korsett, mit schmerzenden dicken Füßen. Abends weinte ich.

Ich saß im Garten bei 40 Grad im Korsett. Meine Beine und Füße schwollen an. Schmerz. Ich lächelte.

Ich hatte es schließlich so gewollt. Warum hatte ich nach

der Geburt meiner Kinder nicht mehr Sport getrieben oder eine richtige Diät gemacht? Dann wäre vielleicht alles anders gekommen.

Als das Korsett abgenommen wurde und das Ergebnis sichtbar war, war ich schockiert. Ich stand vor dem Spiegel und sah: genau den gleichen hässlichen Körper wie vorher. Es hatte nicht geholfen.

Somit blieb Sexualität ein spezielles Thema. Maik schlief auch mit mir, während es mir körperlich noch sehr schlecht ging. Er schien es auszublenden.

Ich gewöhnte mich erst langsam wieder daran, der Sexualität etwas abgewinnen zu können. Doch es wurde nicht wie früher. Jedes Mal überlegte ich, ob ich gut aussah und ob ich Maik gefalle. Es blieb schwierig für mich zu genießen. Hin und wieder gelang es mir, mich fallen zu lassen. Doch danach kehrte die Leere zurück. Streicheleinheiten konnte ich gar nicht mehr ertragen. Sie kamen mir zu unecht vor, sie waren mir körperlich unangenehm. Sex diente der körperlichen Befriedigung. Vor allem auch, weil ich wusste, dass Maik mich weiter belog.

Ich fragte ihn regelmäßig nach seiner Sucht. Ich gab ihm immer wieder die Chance, sich zu öffnen, doch er schaffte es nicht. Ich fragte Maik abends: »Wie geht es dir mit deiner Sucht? Möchtest du mit mir reden?« Doch Maik antwortete: »Mir geht es gut. Das Thema ist nicht mehr präsent. Ich bin so glücklich und auf dich fixiert, dass ich gar nicht mehr dran denke«.

Alles an ihm verriet mir, dass er log. Er bemühte sich zu sehr, mir in die Augen zu sehen. Er strengte sich an, ehrlich zu wirken und stark. Doch es war ihm peinlich, die Schuld und die Zerrissenheit, ich konnte sie spüren.

Ich akzeptierte und wartete. Ich akzeptierte nicht, dass er mich belog, das wäre für mich unmöglich gewesen, doch ich entschied mich bewusst dafür, mit ihm gemeinsam diesen Weg zu gehen. *und nicht mit seiner Sucht zu leben.* Doch ich akzeptierte ihn als Menschen mit Sucht und ich akzeptierte sein Tempo. Denn ich konnte fühlen, dass es für ihn im Moment nur einen Ausweg gab, und das war Schweigen. Er schaffte es noch nicht zu reden, konnte die Scham noch nicht überwinden. Doch er bemerkte, dass etwas nicht stimmte, vielleicht sogar schädlich für ihn war. Manchmal gab er dem Druck nach, ohne dass er wusste, warum. Das Ausmaß würde für immer sein Geheimnis bleiben. Ich konnte nur bleiben und ich hatte einen verdammt guten Grund dafür: Ich war mir sicher, dass wir es schaffen konnten, wenn der Zeitpunkt da wäre.

Ich bin sein Spiegel und im Moment bin ich seine Sucht.
Er kämpft, damit ich bleibe - und ich bleibe.
Er hadert, damit ich ihn liebe - und ich liebe.
Er kämpft noch nicht für sich, vielleicht wird er das nie.
Jetzt bin ich seine Sucht.

Und genau so sagte ich es auch Lena bei unserem letzten Gespräch. Sie fragte mich, wie es jetzt so liefe, und erzählte mir, dass ein guter Freund sich jetzt nach Jahren von seiner Partnerin getrennt hatte. Es lief großartig und er hatte alles gut im Griff. Ich sagte zu Lena: »Du, Lena, ich habe das Gefühl, es ist okay so. Ich glaube ihm nicht. Ich warte einfach ab. Ich glaube, wenn er merkt, dass ich ihn liebe und nicht verurteile, dann wird er den Zeitpunkt finden. Wir werden das schaffen und wenn nicht, kann ich immer noch gehen.«

Lena war fassungslos. Es folgte ein Aufsatz darüber, dass ich mein Leben nicht so wegschmeißen könnte und es noch so viel Potenzial für neue Partnerschaften gäbe. Es langweilte mich. Wie einfältig das war, dachte ich. Ist es nicht viel mehr ein Wegschmeißen, wenn man sich nicht mal die Zeit nimmt, es nur einen Augenblick im Leben zu versuchen?

Doch ich sagte nichts mehr. Ich wusste, dass unsere Freundschaft vorbei war.

Lena arbeitete mit Maik und mir in derselben Firma, als wir uns kennenlernten. Sie kündigte aber bald darauf. Lena ist der dominanteste Mensch, den ich kenne. Ihre starke Meinung ist anziehend, denn genauso steht sie auch zu ihren Freunden. Sie macht keinen Hehl aus ihrer Meinung und ändert diese niemals. Ich konnte mit Lena unkompliziert Zeit verbringen, wenn sie bestimmte. Lena wollte in meine Firma einsteigen, bis es zu Unstimmigkeiten kam. Es ging um Geld und Macht.

Doch das letztendliche Ende unserer Freundschaft kam sicher dadurch, dass ich mich nicht nach ihrer Empfehlung gerichtet habe. Sie hat mich danach übel beschimpft, auch bei anderen Menschen. Mich hat das tief verletzt, doch ich verstehe, wie schwierig und hilflos dieses Thema Menschen mit festen Moralvorstellungen macht.

Für die meisten Menschen bedeutete Warten eine zähe Zeit, voll mit dem Ausmahlen von Worst-Case-Szenarien, so war ich nie. Ich nahm viele Veränderungen wahr und ich spürte ganz viel.

Das mit dem Fühlen können war schon immer eine spezielle Sache bei mir.

Ich spürte die Emotionen der Menschen und die Schwingungen im Raum. Ich bemerkte die kleinsten Veränderungen, wenn Menschen dazukamen oder gingen. Ich bemerkte Dinge an Menschen, sobald ein Wort von irgendeiner Person im Raum gesprochen wurde.

Psychologen nennen dieses Phänomen Hypersensibilität. Es ist unheimlich anstrengend, doch es ist auch eine große Gabe. Allerdings bedeutete es für den Alltag auch, dass alles anders lief. »Du kannst einfach nicht oberflächlich«, sagte mal ein Kollege in einer Supervision zu mir. »Sogar wenn du fragst: ›Wie geht es dir‹, hat das schon eine so tiefgehende Bedeutung, dass die Menschen zu weinen anfangen, weil du so nah bei ihnen bist, wie viele andere eben nicht.« Und er hatte recht. Ich konnte nicht oberflächlich. Für meinen Beruf bedeutete das eine ganze Menge. Ich begleitete unsere Führungskräfte und Mitarbeiter nicht nur als Personalverantwortliche. Viel mehr war ich ihre Ansprechpartnerin bei allem, was sie im Unternehmen und auch privat beschäftigte. Sobald jemand das Büro betrat oder ich einen Meetingraum, bemerkte ich diese besondere Art von Schwingung. Sie verriet mir, wie es den Menschen gerade ging und was sie brauchten. In vielen meiner Coachingsitzungen mit Anna weinte ich schon, bevor wir intensiv über irgendein Thema sprachen. Und langsam verstand ich warum. Dieser Raum war der einzige, der mir ganz allein gehörte. Ich brauchte mich um niemanden sonst kümmern. Das Weinen befreite mich und schaffte Platz, wenngleich ich nach jeder Sitzung unheimlich erschöpft war.

In Freundschaften war das mit der Hypersensibilität oft ein Problem. Nicht nur, dass mich in der Sache mit Maik niemand mehr verstand. Um es kurz zu sagen: Bis auf Toni hatte ich keine Freunde mehr. Mein grenzenloses Verständnis für alles und jeden und die Fähigkeit, mich selbst zu hinterfragen und Lösungswege zu suchen, vor allem aber die Ruhe zu bewahren und abzuwarten, machte viele Menschen fassungslos. Es brachte sie in Rage, oder sie versuchten mir nachzueifern und stellten fest, dass es ein für sie nicht erreichbarer Zustand war. Natürlich wollten sie dann nicht mehr mit mir befreundet sein, denn ich ging oft mit Situationen und Herausforderungen so um, wie sie es gerne wollten, doch nie konnten.

Ich machte das nicht bewusst. Auch wenn mir das oft vorgeworfen wurde. Ich manipulierte die Menschen nicht, ich fühlte sie einfach. Und mir taten »normale« Menschen verdammt gut.

Und so war es auch bei Maik. Ich fühlte seinen inneren Kampf und ich wollte in seinem Rücken bleiben, denn ich befürchtete, dass er bald hart fallen würde, wenn ich ihn nicht auffangen könnte.

Die Fakten

Warten. Für die meisten Menschen ist Warten ein schrecklicher Zustand. Sie wissen nicht, was auf sie zukommt, wiegen sich in Unsicherheit. Es kann zu einer der am belastendsten Situationen im Leben werden. Denn besonders gerne befassen wir Menschen uns in diesen Zeiten des Wartens mit Worst-Case-Szenarien. Wir können das gut, uns ausmalen, was im schlimmsten Fall passieren könnte.

Sogar im Coaching und in der Therapie wird das praktiziert. Wir fühlen uns erst dann sicher, wenn wir das Gefühl haben, das Schlimmste lösen zu können. Fatal! Denn damit trainieren wir uns etwas an, was James Shepperd von der University of Florida »bracing for the worst«[17] nennt.

Es beschreibt den Zweckpessimismus, den wir uns aneignen, um uns für schlechte Nachrichten zu wappnen. Und das beginnt bereits im Kindesalter.

Ein Beispiel: Ein Kind schreibt einen Schultest und wartet aufs Ergebnis. Eine Vielzahl der Kinder wird, auch wenn sie gut gelernt haben, sagen: »Ich habe bestimmt eine Vier, das war nicht so gut.«

Ein anderes Beispiel: Wir fühlen uns abgeschlagen und krank, haben Fieber und Husten. Wir lassen einen Corona-Test machen und warten. Wir sagen zu unserem Partner: »Ich fühle mich so schlecht, ich würde mich nicht wundern, wenn er positiv ist.«

Wir ziehen eine mentale Schutzrüstung an, in dem wir uns die schlimmsten Katastrophen ausmalen. Denn wenn wir dafür gewappnet sind, können wir alles, was besser ist, gut ertragen.

Viele Menschen neigen zur Sorge. Und übernehmen das aus ihrer frühkindlichen Erziehung, der Art, wie ihre Eltern oder Erziehungspersonen zum Beispiel mit kindlicher Angst umgegangen sind. Haben sie sie ernst genommen und ihr Raum gegeben, oder musste das Kind sie verstecken und damit klarkommen: »Ach es gibt keinen Grund, Angst zu haben, guck mal, was für ein Angsthase.«

Bei ihr war das nicht so. Isabel neigte nicht zur Sorge. Im Gegenteil, sie malte sich gerne Best-Case-Szenarien aus, also genau das Gegenteil, obwohl in ihrem Elternhaus der Hang zur Sorge durchaus deutlich spürbar war.

Ihre Mutter neigte sogar zum Überdramatisieren von Worst-Case-Szenarien, wobei ihr Vater eher der Typ »Ist halt so« ist.

So sah sie das Warten nie als Folter, so wie es die deutsche Redewendung ja sagt: »auf die Folter spannen«. Sie sah es vielmehr als Chance, die Zeit zu nutzen, ein Fundament zu schaffen, auf dem aufgebaut werden und das ein Ergebnis gut tragen konnte. Ein Weg zu sich selbst und zum Kennenlernen

---

17 https://journals.sagepub.com/doi/10.1177/0146167298249001

der Situation. Warten war für sie immer eine sehr effektive Zeit der Emotionalität. Doch jede Person nimmt solche Zeiten ganz unterschiedlich wahr.

Kate Sweeny, Psychologin an der University of California[18], stellte Gemeinsamkeiten bei allen Wartenden fest, ganz gleich, wie sie mit dem Warten umgehen.

1. Angst und Sorge.

Warten unter Unsicherheit fühlt sich praktisch immer schrecklich an. Die meisten empfinden dabei viel mehr negative und erheblich weniger positive Emotionen als sonst. Sie leiden. Am stärksten wirken dabei zwei unangenehme Gefühle: die Angst und vor allem die Sorge.

Isabel zum Beispiel hatte Angst davor, dass ihre Familie zerbrach und ihre Kinder zu Scheidungskindern wurden. Sie hatte auch Angst davor, unglücklich zu bleiben.

2. Schlechter Schlaf.

Diese Beunruhigung hat handfeste Folgen. Viele Studienteilnehmer berichten davon, in Warteperioden schlechter zu schlafen als gewöhnlich. Die Sorge hält sie wach. Selbstvorwürfe kommen hinzu.

Isabels Schlaf war katastrophal. Sie holten besonders nachts Bilder ein, die sie gesehen hatte.

3. Die Zeit dehnt sich.

Warten unter Unsicherheit ist in vieler Hinsicht anders als Anstehen beim Bäcker. Dennoch gibt es Gemeinsamkeiten: Die Zeit dehnt sich um etwa 50 Prozent. Wer also erzählt, er hat eine Stunde gewartet, hat in Wahrheit oft nicht mehr als 40 Minuten gewartet.

4. Lieber ein Ende mit Schrecken …

Viele Menschen haben in dieser Situation das Gefühl, unter der Last der Sorge zusammenzubrechen. Sie wollen lieber hören, dass

18 Psychologie heute 8/20 Die Seelenbändigerin

es keinen Ausweg mehr gibt, als noch länger warten zu müssen. Das Warten erscheint ihnen schlimmer als das Ergebnis selbst. Das erscheint verrückt und könnte folgende Erklärung haben:

5. Die Gefühle laufen ins Leere.
»Angst und Sorge sind immer unangenehm«, sagt Kate Sweeny. Aber sie haben eine biologische Funktion. Sie motivieren uns. Sie bringen uns ins Handeln. Wer Angst vor einem Unfall hat, schnallt sich an. Doch beim Warten unter Unsicherheit entsteht eine neue Situation: Wir sind machtlos - es bleiben keine Handlungsoptionen. Die Gefühle laufen ins Leere und quälen uns weiter, ohne uns zu helfen.

6. Die U-Kurve der Unsicherheit
Die schlechten Emotionen durchlaufen während der Wartezeit eine U-Kurve. Direkt nach der Biopsie, kurz nach dem Examen, kurz nach dem Entdecken - da fühlt sich alles ganz, ganz schlimm an. Dann beruhigt man sich ein wenig - und ganz am Ende, kurz bevor man Resultate erhält, bricht wieder Panik aus. Damit muss man rechnen.

Isabel war sich dessen bewusst. Sie hatte sich gemeinsam mit mir in den Coachingsitzungen existenzielle Fragen gestellt: Können wir so weiterleben? Schafft Maik es, gegen die Sucht anzukommen? Sie beruhigte sich, doch wenn der Zeitpunkt gekommen wäre, würde auch sie Angst haben. Sie wollte sich bestmöglich auf diese Panik vorbereiten.

7. Was hilft, um besser warten zu können?
Generell kann man sagen, dass Menschen, die eine optimistische Grundhaltung haben, auch besser warten können. Die emotionale Stabilität ist wichtig, um Wartephasen stark zu durchleben. Beides kann man lernen.

Vor allem, indem man bewusst wahrnimmt und negative Emotionen erkennt und zulässt.

Außerdem kann man sich mit dem Negativen beschäftigen und es hinterfragen, es nicht mehr als großes, angstmachendes Etwas im Raum stehen lassen. Oft können wir hinter Negativem positive Absichten erkennen oder sogar Chancen sehen. Eine positive Grundeinstellung ist erlernbar.

Ich praktiziere sehr gerne diese Übung, die ich auch meinen Coachingklientinnen wie Isabel als dauerhafte Hausaufgabe gebe. Sie heißt: »Feiern und Bedauern findet ihren Ursprung in der gewaltfreien Kommunikation.«

Isabel adaptierte sie sehr einfach auf ihr Leben und nutzte sie für ihr Tagebuch.

Darin beantwortete sie jeden Tag Folgendes:

1. FEIERN: Welches Bedürfnis hat sich heute erfüllt?
2. BEDAUERN: Ist heute etwas passiert, was du dir im Nachhinein anders gewünscht hättest? Welches Bedürfnis hat sich nicht erfüllt?

Für Isabel nahmen wir noch folgenden Schritt hinzu:

3. Welche positive Absicht kann ich hinter dem Verhalten von XY erkennen? Was würde ich rückblickend anders machen? Welche Chance hat sich ergeben?

Ich bin kein Freund von Tagebuchstress, also wenn es mal nicht geht, dann ist das okay. Doch die Regelmäßigkeit machts. So kannst du dich auch nicht unterbewusst drücken vor den Tagen, an denen dir die Achtsamkeit etwas schwerer fällt.

Ein Beispieleintrag:

»1. Feiern:
Wir haben einen schönen Ausflug zusammen mit den Kindern gemacht. Dabei hatten alle viel Spaß und Bewegung an der frischen Luft. Es gab keinen Streit und ich fühlte mich gelöst und konnte alle Sorgen vergessen. Es macht mich glücklich, meine Familie so zu sehen.

2. Bedauern:
Ich bedaure, dass ich nach dem Abendessen so vorwurfsvoll zu Maik war. Eigentlich sehne ich mich nach Austausch, über alles, was wir bis jetzt erlebt haben. Doch wenn er mir immer sagt, er könne darüber nicht reden und sein Kopf sei leer, rudere ich hilflos umher und werde vorwurfsvoll.

3. Ich versuche, meinen Wunsch nach Austausch klarer auszudrücken und mehr in Ich-Botschaften zu sprechen. Wenn es nicht geht, frage ich nach Maiks Gefühlen oder lasse fünf gerade sein. Es geht vielleicht noch nicht.«

Ein weiterer wichtiger Punkt, der aus meiner Sicht zu emotionaler Stabilität führen kann, ohne die bereits oft besprochenen Punkte wie Sport, Bewegung an der frischen Luft, Schlaf usw. ist das Trennen der Lebensbereiche.

Es ist okay, dass ein Lebensbereich gerade sorgenvoll ist und mies läuft, doch wenn du die Emotionen sorgfältig zuordnest, wirst du vielleicht sehen, dass viele andere Lebensbereiche gut laufen. Das gibt dir Kraft und du findest einen Bereich, in dem du deinen Flow findest.

Du könntest also in dein Tagebuch noch eine Einteilung mitaufnehmen, die in etwa so aussieht:

Job: Ich habe tierisch Spaß.
Liebe: Ich fühle mich nicht so geliebt.
Sexualität: Problematisch.
Ich: Ich fühle mich gut.
Freunde und Familie: Ich hatte gute Gespräche mit Mama.
Kinder: Sind toll. 😊
Gesundheit: Fühle mich stark und ausgeruht.

Auch Kate Sweeny beschreibt zwei Methoden, die mit einiger Zuverlässigkeit Sorgen reduzieren können.

1. Achtsamkeitsmeditationen.
Bei Meditationen richten sich die Gedanken aufs Hier und Jetzt und weniger aufs Morgen. Das hilft, Gedankenkreise zu stoppen. Keine Sorge, wer ungeübt ist im Meditieren. Die Konzentration in der Meditation kann man recht leicht erlernen.

2. Flow-Erfahrungen (ich bin ein großer Fan davon).
Es sind Momente, in denen man völlig in einer Tätigkeit aufgeht und die Welt drum herum vergisst. Für Isabel entwickelten wir

genau zwei Flows: einen Part ihrer Arbeit (sie konnte sich so dermaßen in das Vorzeichnen von kreativen Flip-Charts für agile Sessions vertiefen, dass sie alles um sich herum vergaß) und ihr Garten.

Ihr Garten war ihr Kraftort und so konnte sie stundenlang Unkraut zupfen und bemerkte erst viel später, dass sie bereits schmerzhafte Verspannungen hatte, weil sie mal wieder viel zu lange über dem Beet gehockt hatte.

Ich fragte Isabel in dieser Zeit oft, wie sie es schaffte, so geduldig zu sein. Sie wusste es nicht. Das Einzige, was sie immer wieder sagte, war, dass alles seine Zeit hat und sie darauf warten würde. Mir fiel folgende buddhistische Geschichte dazu ein, die genau beschrieb, wie ich das meinte:

»Buddha und seine Jünger beschlossen, auf eine Reise zu gehen, auf der sie verschiedene Gebiete und Städte durchqueren würden. Eines Tages, als die Sonne in ihrer ganzen Pracht schien, entdeckten sie einen See in der Ferne und hielten an, bedrängt von Durst. Als Buddha ankam, wandte er sich an seinen jüngsten und ungeduldigsten Schüler: ›Ich habe Durst. Kannst du mir etwas Wasser aus dem See holen?‹

Der Schüler ging zum See, aber als er ankam, bemerkte er, dass ein Ochsenwagen durch das Wasser fuhr, und das Wasser wurde langsam trüb. Nach diesem Vorfall dachte sich der Schüler: ›Ich kann dem Meister dieses trübe Wasser nicht zum Trinken geben.‹ Da kehrte er zurück und sagte zu Buddha: ›Das Wasser ist sehr schlammig. Ich glaube nicht, dass wir es trinken können.‹

Nach einer Weile, vielleicht einer halben Stunde, bat Buddha den Schüler erneut, zum See zu gehen und ihm etwas Wasser zum Trinken zu bringen. Der Jünger tat dies. Das Wasser war jedoch immer noch getrübt. Er kehrte zurück und informierte Buddha in schlüssigem Ton über die Situation: ›Das Wasser dieses Sees kann nicht getrunken werden. Wir gehen besser zum Dorf, damit seine Bewohner uns etwas zu trinken geben können.‹

Buddha antwortete ihm nicht, aber er machte auch keine Anstalten, weiterzugehen. Er verweilte an Ort und Stelle. Nach einer Weile bat er denselben Schüler, zum See zurückzukehren und ihm Wasser zu bringen. Da er seinen Herrn nicht infrage stellen wollte, ging dieser zum See; er spürte jedoch Wut in sich aufsteigen, da er nicht verstand, warum er zurückkehren musste, wenn das Wasser doch schmutzig war und nicht getrunken werden konnte.

Als er ankam, stellte er zu seinem Erstaunen fest, dass das Wasser nun frisch, ja kristallin aussah. Also nahm er etwas von dem Wasser und brachte es seinem Meister. Der sah auf das Wasser und sagte zu seinem Schüler: ›Was hast du getan, um das Wasser zu reinigen?‹

Der Schüler verstand die Frage nicht. Er hatte nichts getan, es war offensichtlich. Dann sah Buddha ihn an und erklärte es ihm: ›Du wartest und lässt es in Ruhe. Auf diese Weise setzt sich der Schlamm von selbst ab und du erhältst sauberes Wasser. So ist auch dein Verstand! Wenn er gestört wird, musst du ihn einfach sein lassen. Gib dem Ganzen etwas Zeit. Sei nicht ungeduldig. Im Gegenteil, übe dich in Geduld. Du musst dir keine Mühe geben, ihn zu beruhigen. Das Gleichgewicht wird sich allein finden. Die Dinge werden ihren Lauf nehmen, wenn du dich nicht verrennst.‹‹‹

8. Kapitel
Der Zusammenbruch

»Am dunkelsten ist die Nacht vor der Dämmerung. Doch ich verspreche Ihnen: Die Dämmerung bricht an.«
– Harvey Dent, The Dark Knight

Es dauerte noch ein paar Wochen, vielleicht auch zwei oder drei Monate, dann wurde Maik zum ersten Mal krank. Was wie ein grippaler Infekt begann, veränderte sich über Nacht zu einer gefährlichen Infektion. Maik fühlte sich schlapp, sein Körper war übersät mit juckenden Ekzemen. Seitdem ich Maik kannte, war er nie länger als ein paar kurze Tage krank gewesen. Er ging äußerst selten zum Arzt. Doch an diesem Morgen stand er auf und war einer der ersten Patienten in der Hausarztpraxis. Er ging zu eben jener Ärztin, die er auch um die Überweisung zur Suchtberatung gebeten hatte.

Sie untersuchte ihn nicht, sondern schickte ihn mit der Diagnose »Grippaler Infekt« nach Hause.

Ich wusste sofort, dass etwas nicht stimmte. Die Ärztin wollte ihn nicht mehr untersuchen, sie nahm ihn nicht mehr für voll. Er war in dem ordentlichen Viertel, in dem wir wohnten, kein gern gesehener Patient mehr - das Stigma Sucht, das Stigma Pornosucht hatte voll zugeschlagen. Ich nahm wahr, dass Maik schrecklich aussah, und redete auf ihn ein, dass er unbedingt noch mal zu einem anderen Arzt gehen sollte. Er harrte einen weiteren Tag im Bett aus, wollte stark sein. Doch am nächsten Tag brauchte er Hilfe. Wir recherchierten nach »guten Allgemeinmedizinern« in unserer Nähe und Maik wählte eine Praxis.

Als er nach Hause kam, hatte er eine klare Diagnose: Masern, und das mit über vierzig.

Viel zu lange hatte er unbehandelt zu Hause gewartet. Sein Kopf, sein Gesicht und seine Hände waren blutig gekratzt und er war sehr schwach. Doch das, was Maik am allermeisten schockierte, war eine Krankschreibung über vier Wochen. Die Erkrankung war gefährlich und Maik musste sich schonen. Kein Sport, keine anstrengenden Aktivitäten, seine bekannten Stressabbaumöglichkeiten waren auf Eis gelegt und Maik kannte keine Handlungsoptionen.

Maik war pflichtbewusst und stand unter dem ständigen Leistungsdruck eines narzisstischen und tyrannischen Chefs. Der bloße Gedanke daran, sich so lange krankzumelden, machte ihn noch kränker als zuvor. Es war das erste Mal, dass die Fassade Risse bekam.

Und leider behielt er mit seinen Befürchtungen recht. Sein Chef nahm es ihm verdammt übel. Das Verhältnis regenerierte sich nie wieder und setzte Maik zusehends zu.

Während der Erkrankung litt Maik unter heftigen Ekzemen. Sein Kopf war mittlerweile blutig gekratzt und auch sein Körper war übersät mit offenen, nässenden Wunden. Nachdem er zunächst starke Medikamente bekommen hatte, um die Infektion loszuwerden, baute er danach langsam wieder Kondition auf.

Nach Maiks körperlicher Regeneration nahmen die Dinge ihren Lauf. Wir suchten für das neue Jahr sogar wieder ein Au-pair, das uns neben der Arbeit entlasten sollte. Wir hatten damit gute Erfahrungen gemacht und waren uns sicher, dass wir wüssten, worauf es ankäme.

Über eine Agentur fanden wir Lian. Er schien perfekt. Lian war Student, sprach gutes Deutsch und wies einiges an Erfahrung in der Kinderbetreuung auf. In der Kennenlernphase waren wir glücklich, wenn wir am Wochenende mit ihm skypten, denn neben der Entlastung im Haushalt erhofften wir uns mehr Zeit zu zweit, die uns dabei helfen sollte, wieder zueinander zu finden. Das Thema Sucht rückte in den Hintergrund, denn unser alltägliches Leben war voller Themen, die unseren Alltag voll im Griff hatten, und es wurden zusehends mehr.

Lian kam, doch es lief von Anfang an miserabel.

Wir waren enttäuscht. Ich spürte schon nach wenigen Tagen, dass Lian keinen Zugang zu unseren Kindern finden würde und das Au-pair-Programm nur genutzt hatte, um nach Deutschland zu kommen. Ich wollte mich schnellstmöglich wieder trennen, denn ich merkte, wie es mich unter Strom setzte, mich zusätzlich um ihn zu kümmern. Ich wollte Emma und Louis nicht in seiner Obhut lassen und mich nicht dauernd darum sorgen, dass alles glatt lief. Nicht nur, dass ich Maik kontrollieren sollte und musste - ich wusste, dass das nicht in Ordnung war und fühlte mich beständig schlecht damit. Doch zum Schutz von Emma und Louis musste ich einfach sicher gehen, dass das Thema Porno zumindest niemals in deren Nähe stattfand. Jetzt hatten wir auch noch Überwachungskameras für Lian. Maik war gestresst. Davon, dass es nicht so funktionierte, wie es sollte. Davon, dass ich wollte, dass er sich kümmerte und Entscheidungen traf, und einfach davon, dass etwas in seinem System nicht funktionierte. Er wollte keine Entscheidungen treffen und brachte sich immer mehr in schier unlösbare Konflikte, emotional und zeitlich.

Und dann wurde ich auch noch schwer krank.

Durch einen Behandlungsfehler bei einem Routineeingriff wurde mein Rückenmark verletzt. Von einem auf den anderen Tag war ich komplett außer Gefecht gesetzt. Maik brachte mich unter stärksten Schmerzen in die Notaufnahme. Ich kam an diesem Tag nicht mehr nach Hause.

Ich flehte Maik an, unsere Eltern um Hilfe zu bitten, doch er tat es nicht. Maik versorgte nun Emma und Louis, hetzte zur Arbeit und zurück und sorgte sich um mich, genau wie ich. Ich hatte große Angst, im Rollstuhl oder mit anderen schweren Einschränkungen zurückzukommen. Über seine Angst und Sorge zu sprechen, war für Maik zu diesem Zeitpunkt noch vollkommen undenkbar und so rotierte er lieber zwischen Aufgaben und Arbeit hin und her und bemerkte nicht, wie ihn ein unsichtbarer, aber starker Strudel immer weiter abwärts sog. Er sog ihn in ein tiefes Loch, aus dem er nicht mehr einfach durch eine Nacht tiefen Schlaf herausklettern konnte, so wie er es sonst immer tat.

Die Zeit im Krankenhaus verbrachte ich allein. Sogar meine Eltern bat ich, nicht zu kommen. Ich wollte allein sein. Allein mit mir und dem Schmerz. Ganz allein mit all den Sorgen, einfach mal alleine. Ich konnte nichts ausrichten und nichts ändern und das war gut so. Nachdem zwei Tage nach meiner Einweisung keine Besserung eingetreten war, entschieden sich die Ärzte zu einem Eingriff am Rückenmark. Ich saß auf dem Bett, mir wurde zunächst eine große Menge Blut abgenommen und anschließend ins Rückenmark gespritzt.

Ich fühlte mich ausgeliefert.

Die nächsten 24 Stunden verbrachte ich auf dem Bauch liegend. Ich durfte mich nicht bewegen. Ich meldete mich kurz zu Hause, doch bekam sonst nichts von meiner Außenwelt mit. Zwei Tage später war das Loch an meinem Rückenmark verschlossen und ich entließ mich selber aus dem Krankenhaus. Ich wollte zu meinen Kindern zurück und auch zu Maik.

Ich kam zurück und war auf Maiks Hilfe angewiesen. Er kümmerte sich rührend, doch etwas fehlte mir bei seiner Hilfe maßlos. Maik konnte seine Emotionen mir gegenüber niemals ausdrücken. Wenn ich ihn fragte, ob er sich Sorgen machte, dann erwiderte er stets: »Das wird schon alles wieder gut werden.« Dabei wünschte ich mir so sehr, dass er mich in den Arm nahm und mit mir weinte, oder dass er sich um mich und mein Wohl ernsthaft sorgte und ängstigte. Ich wünschte mir, dass er es wirklich fühlte und äußern konnte. Doch das tat er nicht. Stattdessen verfiel er in einen ständigen Aktionismus, der dafür sorgte, dass er jede noch so banale Kleinigkeit bis ins letzte Detail kaputt analysierte und einfach losagierte, ohne auch nur einmal nach meinen Wünschen oder meinem Befinden zu fragen. Unserer Ehe ging es miserabel. Zärtlichkeiten, Nähe und Sexualität hatten ein abartiges Maß angenommen. Ich hatte mich gefügt, hielt aus und machte mit. Ich wollte mich nicht auch noch darum kümmern. Es war zu viel. Maik verlor jedes Gefühl für normale Maßstäbe. Schließlich schlief er sogar mit mir, während ich mein Ganzkörperkorsett trug. Mein Körper war übersät mit schwarzen Flecken. Alles schmerzte. Doch Maik wollte Befriedigung, es ging nur um eins. Orgasmen. Ich hingegen fühlte mich mittlerweile unsichtbar.

Nach etwa zwei Monaten trennten wir uns von Lian. Wir waren erleichtert, doch gleichzeitig bedeutete das wieder eine

Menge an Organisation. Wir schrieben bereits unsere Pläne neu, teilten die Zeiten auf und bedachten alle möglichen Details.

Doch dann kam Corona.

Die Welt spielte verrückt. Erst langsam kamen wir zur Besinnung. Ich war Teil der Geschäftsführung eines jungen Unternehmens, das noch keine schwarzen Zahlen schrieb - augenscheinlich war das nicht zu schaffen.

Existenzängste waren für Maik bedrohlich. Wenn ich nur erwähnte, dass es gerade etwas eng war, dann drehte er durch. Er fing an, irgendwelche Excel-Listen zu schreiben und Dinge zu analysieren, die zu nichts führten und absolut nicht nötig waren. Er hatte Angst, nein Panik. Das, was ich mir wünschte, war etwas Mitgefühl, kurz mal jammern und dann produktiv brainstormen – für Maik undenkbar. Kurz nach seiner Karriere als Sportler hatte sich Maik selbstständig gemacht, doch er war gescheitert. Er lebte eine Weile lang auf der Straße und kämpfte ums blanke Überleben. Es ist eine Zeit, über die ich nahezu nichts weiß, vor allem nicht, wie es ihm dabei wirklich ging, denn sie ist noch immer hinter hohen Schutzmauern verborgen.

Ich fing an, 14 Stunden am Tag zu arbeiten und alles zu digitalisieren, was wir für Kunden im Programm hatten. Ich telefonierte mit Kunden, um Aufträge zu retten, und verhandelte um jeden Euro, den ich glaubte, gewinnen zu können.

Die Kitas wurden geschlossen. Emma und Louis waren zu Hause.

Auch Maik wurde ins Home-Office geschickt.

Ich begann zu planen. Für Emma und Louis schrieb ich einen Stundenplan, der morgens mit dem Aufwachen begann. Ich plante jede Stunde des Tages, mit Frühstücken, Basteln, Lernen, draußen Spielen, Singen, Malen, Pause, etc.

Maik und ich beschlossen, unsere Tage durch zwei zu teilen, und ich plante, um Struktur für uns alle zu schaffen.

Was für mich und andere Menschen schon zur Extrembelastung wurde, riss Maik den Boden unter den Füßen weg. Seine gesamte bisherige Struktur war verloren gegangen.

Was das Fass zum Überlaufen brachte, waren noch ganz andere Dinge: Maiks Firma nutzte die Möglichkeiten der Corona-Unterstützungen zur Sanierung. So wurden Mitarbeiter in Kurzarbeit geschickt, ohne die volle, mögliche Unterstützung zu bekommen. Er wusste davon, musste die Entscheidung gleichzeitig aber auch an seine Mitarbeiter verkünden und Familienväter mit kleinen Kindern nach Hause schicken. Von den Mitarbeitern wurde dann ein erhebliches Mehr als die vereinbarte Arbeitszeit verlangt. Sie wurden systematisch unter Druck gesetzt und mit Abmahnungen übersät.

Maik zerbrach innerlich. Er handelte entgegen seinem eigenen Ich. So entwickelte er bereits die ersten Anzeichen eines ernst zu nehmenden Zusammenbruchs: Panikattacken.

Einmal zum Beispiel spielte Maik mit den Kindern auf der Straße. Er war fröhlich und ausgelassen, bis er plötzlich ins Haus kam. Er war kreidebleich und klagte über Atemnot und Herzschmerzen. Solche Situationen kamen nun immer öfter vor. Ich machte mir große Sorgen.

Maik arbeitete viel. Nicht nur in der Zeit, die wir eingeteilt hatten, sondern abends bis spät in die Nacht (wahrscheinlich arbeitete er nicht nur), doch die Beschwerden seines Chefs häuften sich zusehends. Nichts, was er tat, war genug, er konnte es ihm einfach nicht mehr recht machen. Maiks Chef war überfordert mit der kompletten Krisensituation und fand in Maik, der immer erst mal annahm und sich duckte, einen geeigneten Kanal, seinem Frust Luft zu machen.

Mittlerweile dachte Maik über jedes Wort nach, das er schrieb oder sagte. Er grübelte stundenlang darüber nach, was er für Konsequenzen zu erwarten hätte.

An einem Tag dann eskalierte es.

Unser privates Telefon klingelte und Maik nahm ab. Der Monolog, den sein Chef dann hielt, lief ungefähr so:

»Maik, du Vollidiot, hast du eigentlich den Arsch offen?

Ich habe immer noch keine Rechnungen von dir. Das ist das Allerwichtigste für die Firma und du bist nicht erreichbar. Was bildest du dir eigentlich ein? Die anderen arbeiten hier und du machst Urlaub mit deiner scheiß Familie? Alle beschweren sich schon, weil du deine Timings nicht einhältst, du Arschloch.« Damit beendete er das Telefonat.

Das Gespräch war laut und deutlich hörbar.

Maiks Vorhang war gefallen. Er schaltete ab, war nicht erreichbar für mich. Ich konnte förmlich sehen, wie seine gesamten Gesichtszüge sich verhärteten. Er ging raus und spielte mit Emma und Louis, als wäre nichts gewesen. Ich wusste, dass ich gerade nichts tun konnte.

Doch später am Abend, Maik hatte sich ins Bett gelegt, sprach ich ihn an: »Maik, was war heute los?«

»Ach, Sven hat mich einfach angeschrien. Ja und dann hat er aufgelegt. Der meint halt, dass ich die Rechnungen nicht pünktlich abgeschickt habe und alles falsch mache und keine Ahnung. Jetzt hat er mir geschrieben, ich soll jeden Tag in die Firma kommen, trotz Corona, als Einziger, damit er kontrollieren kann, ob ich arbeite.« Maik sah verzweifelt aus.

»Okay«, sagte ich. »Und was meinst du?«

»Ja vielleicht hat er ja recht, vielleicht muss ich noch mehr machen, vielleicht bin ich einfach auch schlecht, keine Ahnung.«

Ich spürte Maiks aussichtslosen Moment. Jetzt brauchte er mich. Ich schaute ihm fest in die Augen und sagte nur einen Satz: »Maik, meinst du nicht, dass es jetzt reicht?«

Maik sah mich an und sagte: »Ja!«

Nach einem kurzen Moment sprach er weiter: »Was soll ich jetzt machen? Einfach kündigen? Die anderen im Stich lassen?«

»Nein, Maik, jetzt lässt du niemanden im Stich und vor allem nicht dich. Geh zu deiner Ärztin und verschaffe dir Zeit. Sage ihr, wie es dir geht, und lasse dich krankschreiben. Und dann nimmst du dir erst mal ein paar Tage, um zur Ruhe zu kommen, so wie du es brauchst. Ich halte zu dir, egal was kommt. Ich bin da. Jetzt ist es genug.«

Und es war genug.

Maik ging am nächsten Tag zu seiner neuen Ärztin. Sie hörte zu. Nach einem ausführlichen Gesundheitscheck stand ihre erste Diagnose »akute Panikstörungen« und Maik blieb zu Hause, zumindest für zwei Wochen.

Krank, obwohl alle bedeutenden Körperorgane funktionierten. Maik grämte sich. War es okay, dass er sich um sich kümmerte? Nur ausruhte? Nur wegen ein bisschen Herzschmerzen?

Es war okay, denn jedes Mal, wenn Maik das Büro zu Hause betrat, seinen Computer hochfuhr, nur um seine Krankmeldung einzuscannen oder etwas nachzuschauen, wurde ihm schlecht. Er kam die Treppe aus dem Büro wieder herunter und war krank.

Maik fühlte sich so sinnlos zu Hause. Er nahm sich jeden Tag viel vor. Seine To-do-Liste war lang, doch er schaffte es nicht, die Projekte zu stemmen, die er sich vornahm, und vor allem war er immer unzufrieden. Er verfiel in eine tiefe Depression, doch sie war anders als die, die ich aus seinen bisherigen Phasen kannte.

In diesen war ich manchmal wütend auf Maik, doch jetzt tat er mir einfach nur leid. Er wirkte traurig und niedergeschlagen, sah die Situation ausweglos. Es wirkte so, als wolle er sagen: »Siehst du, das habe ich auch wieder nicht geschafft, ich Versager!«

Ich erinnere mich noch gut an ein Gespräch, das Maik mit seinen Eltern in unserem Garten führte. Ich saß etwas weiter weg mit den Kindern auf dem Rasen, konnte aber gut zuhören. Maik sprach selten über wirklich persönliche Dinge mit ihnen, umso deutlicher war, wie sehr er sich Zustimmung und Zuspruch wünschte.

Ich bekam Folgendes mit:

»Maik, bist du immer noch krankgeschrieben?«, fragte seine Mutter.

»Ja, ich bin krankgeschrieben. Und ich glaube auch nicht, dass ich noch mal zurück zur Firma gehe.« Maik sah zu Boden. Er wirkte wie ein kleiner Junge, der etwas gestohlen hatte und gestehen musste.

Sein Vater stieg ein: »Klappt das da nicht gut, oder was?«

»Nein, überhaupt nicht«, erwiderte Maik. »Sven, der ist einfach nur krass. Der lässt halt gar nicht mit sich reden. Immer mehr Aufgaben, in immer kürzerer Zeit, dann dieses Scheißverhalten während Corona und ich kann einfach nicht mehr.

Ich hatte schon richtige Panikattacken und mir geht's verdammt schlecht.«

»Da musst du halt mehr Personal anfordern, musst doch wissen, wie viel du brauchst. Dann musst du das klipp und klar sagen.«

Typisch Maiks Vater!

»Nein, da geht der gar nicht drauf ein. Das habe ich alles versucht.« Ich wunderte mich darüber, dass Maik so kämpfte. Im Normalfall beendete er solche Gespräche sofort. »Ich bin die ganze Zeit schon in Behandlung und ich werde auch in eine Klinik gehen. Wenn Isa nicht gewesen wäre, wäre ich zusammengebrochen. Das ist schon Burn-out-mäßig.«

»Ach echt ja Psychologe«, Maiks Vater lachte überheblich. Ich musste mir auf die Zunge beißen, um mich nicht sofort schützend einzumischen. »Ja, ich war früher auch mal bei so einem Psycho-Heini. Was der mir alles gesagt hat, hätte ich mir auch selbst sagen können. Das weiß ich nicht, ob so was was bringt.«

Oh, gerade er sollte auf diesem verdammten Stuhl beim Psychologen sitzen, dachte ich, während mein Puls raste. Doch das Gespräch war beendet, da waren sich Maik und sein Vater absolut einig.

Mit jedem Tag, den er zu Hause war, wurde klarer, dass er nicht in sein altes Leben zurückkonnte. Der Druck der letzten Wochen, wahrscheinlich der letzten Monate und Jahre überrollte Maik. Es war noch nicht der Tsunami, den ich am Horizont erkannt hatte, doch es waren die ersten stürmischen Böen, die ihn ankündigten.

Seine Ärztin war großartig, denn sie zog ihn aus dem Verkehr. Sie attestierte ihm einfach, dass er nicht einsatzfähig war, denn das war er nicht. Doch sie verpflichtete Maik auch dazu, sich einen Psychiater zu suchen, der die Situation begutachten sollte.

Der Psychiater, mit dem Maik sprach, sagte Folgendes: »Ich vermute eine starke Persönlichkeitsstörung mit zwanghaften Zügen, die so stark ausgeprägt ist, dass ich Sie hier ambulant nicht behandeln kann. Sie brauchen eine stationäre Therapie in einer Klinik und damit würde ich nicht zu lange warten.« Maik erzählte es mir wie eine Schadensmeldung einer KFZ-Werkstatt. Verstand er überhaupt, was hier vor sich ging? Maik stand wie neben sich. Wieder und wieder ging er zu seiner Hausärztin und holte sich seine nächste Krankschreibung, mittlerweile hatte er auch einen Arbeitsrechtler kontaktiert. Die Dinge, die die Ärzte ihm sagten, hörte er. Er befolgte ihre Anweisungen, doch er verstand nicht recht, was sie ihm sagen wollten. Auch als er begann, sich auf die Suche nach entsprechenden Kliniken zu machen, wirkte es auf mich eher wie eine rein technische Handlung. Es war noch Mittel zum Zweck, er musste es tun, denn er konnte nicht zurück, und das spürte er, obwohl er immer noch mit sich verhandelte, denn das Neue, was da auf ihn zukam, war ihm irgendwie nicht geheuer. Maik lebte in verschiedenen Parallelwelten. Während er sich in der einen Welt schon um eine mögliche Heilung kümmerte, pflegte er in einer anderen seine Sucht noch in vollen Zügen. Und dann gab es noch uns, seine heile Familienwelt. Ich beobachtete und wartete ab.

Es folgten zahlreiche Telefonate mit der Krankenkasse und Kliniken in ganz Deutschland. Maik musste sich entscheiden. Trennte er sich für Wochen von uns und seinem Zuhause und ließ sich stationär behandeln, oder wählte er eine teilstationäre Therapie in der Nähe, bei der er abends zu Hause sein konnte?

Maik entschied sich für die teilstationäre Klinik, weil, so sagte er, er mich unterstützen wollte. Klar, die Kinder mussten nach dem Kindergarten abgeholt und betreut werden und es gab auch sonst genug zu tun. Vier bis sechs Woche, das war eine lange Zeit. Doch Maik kannte mich, ich würde alles regeln können und hatte, wenn es hart auf hart kam, Unterstützung durch meine Eltern. Ich wusste, Maik hatte Angst. Der Gedanke daran, nicht nur Menschen an seiner »Seele werken« zu lassen, sondern auch noch aus seinem gewohnten Umfeld genommen zu werden, beunruhigte ihn. Doch Maik konnte oft seine eigenen Emotionen nicht spüren, auch das musste er erst wieder lernen.

Die Therapie begann sofort, denn von Maik wurde etwas verlangt, was er nicht mehr gut konnte: Beständigkeit und Verlässlichkeit. Maik meldetet sich jede Woche in der Tagesklinik, um zu versichern, dass er ernsthaft auf einen Platz wartete.

Und dann kam sie: die Zusage für einen Therapieplatz, doch Maik konnte nicht. Es ging nicht, denn die Zusage kam am Donnerstag für die nächste Woche. Ich war verzweifelt. Ich wünschte mir den Start von Maiks Therapie so sehr. Was, wenn er jetzt absagte? Wieder Krankengeld? Das konnten wir uns nicht leisten.

Also verschob er den Start. Doch beim nächsten Mal funktionierte es.

Maik begann seine Therapie.

Die Fakten

Herzrasen, Schweißausbrüche und Erstickungsgefühle sind typische Symptome einer Panikstörung. Bei den Panikattacken überfällt die Betroffenen und auch ihre Angehörigen massive Angst. Viele sind überzeugt, dass eine bedrohliche körperliche Ursache die Beschwerden auslöst. Das versetzt manche von ihnen sogar in Todesangst. Doch auch andere Ursachen können zugrunde liegen, wenn ein Patient unerwartet die ersten Panikattacken erleidet.

Bei Maik waren es nicht die ersten Attacken. Er beschrieb oft Szenen aus seiner jungen Erwachsenenzeit, die er damals noch nicht als Panikattacken identifiziert hatte. Dabei erzählte er, wie er am Bahnsteig stand, auf einen Zug wartete und sich von den anderen Wartenden beobachtet fühlte. Auf einmal schnürte sich seine Kehle zusammen und er wusste nicht mehr, »wohin mit seinen Händen«: Er hatte Schweißausbrüche und sein Herz raste. Erst wenn er sich in Ruhe und allein in ein Abteil setzen konnte, beruhigte er sich wieder.

Nach der ICD-10-Klassifikation psychischer Störungen[19] sind folgende Symptome für eine Panikstörung beziehungsweise für Panikattacken charakteristisch:

---

19 Dilling, H. & Freyberger, H.J.: Taschenführer zur ICD-10-Klassifikation psychischer Störungen, Hogrefe Verlag, 6. Auflage, 2012

Eine Panikattacke ist eine einzelne Episode intensiver Angst, die abrupt beginnt und innerhalb weniger Minuten ihr Maximum erreicht. Die Panikattacke hält nur wenige Minuten an.

Eine Panikstörung bezeichnet das wiederholte Auftreten von Panikattacken und ist typischerweise mit Befürchtungen verbunden, dass sich diese Attacken wiederholen könnten. Die Diagnose wird immer klinisch gestellt.

Bei einer Panikstörung tritt immer zumindest eins der folgenden Symptome auf: Veränderungen der Herzfrequenz und Herzklopfen, Schweißausbrüche, Zittern und Mundtrockenheit.

Weitere häufige Symptome aus der Brustkorb- und Bauchregion sind: Atembeschwerden, Beklemmungsgefühl, Schmerzen im Brustkorb, Übelkeit und Unwohlsein im Magen.

Zu den psychischen Symptomen gehören: Schwindelanfälle, Unsicherheit, Schwäche und Benommenheit. Die Angst und die körperlichen Symptome sind so stark, dass die Betroffenen befürchten, daran zu sterben.

Da die Panikattacken wie aus heiterem Himmel entstehen, haben viele Angst vor Kontrollverlust oder Sorge und das Gefühl, verrückt zu werden.

Oft nehmen die Betroffenen sich oder die Umwelt als unwirklich und fremd wahr. Diese Phänomene bezeichnen Experten als Depersonalisation oder Derealisation.

Zudem beklagen Patienten bei einer Panikattacke Symptome wie Hitzewallungen oder Kälteschauer sowie Gefühllosigkeit oder Kribbelgefühle.

Die Ursachen von Panikattacken sind nicht restlos geklärt. Auf jeden Fall kann man deutliche Zusammenhänge zwischen anderen psychischen Erkrankungen und dem Entwickeln von Panikattacken erkennen. Die interessantesten Zusammenhänge und Parallelen in Bezug auf Menschen mit Sucht lassen sich wie folgt zusammenfassen:

1. Traumatische Kindheitserfahrungen

Wissenschaftler gehen davon aus, dass oftmals Traumata in der frühen Kindheit die Ursache für eine spätere Angsterkrankung sind. In Untersuchungen zu den Erfahrungen in der Kindheit haben Panikpatienten häufiger Vernachlässigung, sexuellen Missbrauch, Verlust eines Elternteils, Suchterkrankungen der Eltern und Gewalt in der Familie angegeben. Es können aber auch Belastungen im Erwachsenenalter, zum Beispiel eine drohende Scheidung oder Arbeitsplatzverlust, zur Entstehung einer Panikstörung beitragen.

2. *Stress*

Starker Stress, zum Beispiel infolge von Partnerkonflikten, Arbeitslosigkeit, existenziellen Sorgen, kann den Ausbruch einer Panikstörung fördern. Bei ständiger innerer Anspannung, zum Beispiel aus Sorge entdeckt zu werden oder der Erwartung eines drohenden Konflikts, genügt oft nur ein kleiner Auslöser wie ein unangenehmes Gespräch.

Gute Allgemeinmediziner werden vor oder parallel zu einer therapeutischen Einschätzung einen ausführlichen Gesundheitscheck ansetzen, denn es können durchaus auch körperliche Ursachen zugrunde liegen.

Therapiemöglichkeiten

Therapeuten arbeiten mit Fragebögen, beispielsweise der Hamilton-Angstskala (HAMA), um Panikattacken sauber diagnostizieren zu können. Doch auch Selbstbeurteilungsbögen können Patient und Therapeut helfen, den Zustand richtig einzuschätzen, beispielsweise der Test State-Trait-Anxiety-Inventory (STAI).

Die Therapie der Panikattacken kann vielfältig sein.

Die Verhaltenstherapie kann aufgrund ihrer wissenschaftlich nachgewiesenen Effekte als die erfolgversprechendste psychotherapeutische Methode bei der Behandlung von Angst- und Panikstörungen angesehen werden.[20] Erfolgreiche kognitiv-verhaltenstherapeutische Therapieprogramme zur gezielten Behandlung von Panikanfällen enthalten folgende Bestandteile:

---

20 https://www.wicker.de/kliniken/hardtwaldklinik-ii/behandlungsschwerpunkte/erkrankungen-a-z/panikstoerungen/

- Informationsvermittlung zu psycho-physiologischen Zusammenhängen der Angstreaktion
- Erarbeitung von möglichen Zusammenhängen zwischen der Angstsymptomatik und Belastungen oder Stress in der Lebensführung
- Erarbeitung eines Erklärungsmodells der Panikattacken (Teufelskreis der Angst)
- Identifikation und Veränderung dysfunktionaler angstauslösender Gedanken (Fehlinterpretationen körperlicher Symptome)
- Konfrontation mit Angstsymptomen und angstauslösenden Gedanken (Verhaltensexperimente)

Ziel der Therapie ist die Reduktion bzw. der Abbau der Angstanfälle sowie die Vermittlung von Fertigkeiten und Strategien im Umgang mit diesen Angstattacken. Die verhaltenstherapeutische Behandlung kann ambulant oder stationär erfolgen.

Für Menschen mit Sucht und ihre Begleiter ist es essenziell zu verstehen, dass der Teufelskreis aus Angst, Panik und Sucht ohne Hilfe nahezu unüberwindbar ist.

Angst blockiert das Denken und Tun. Die Betroffenen wissen fast immer, dass sie etwas tun sollten, um den Zustand zu ändern, haben aber keine Ahnung was.

Diese Hilflosigkeit lässt den Betroffenen an sich selbst zweifeln. Es entstehen Schlafprobleme, Stress, Freudlosigkeit, Überforderung, Hoffnungslosigkeit, Frustration, Beziehungsprobleme, Einsamkeit, soziale Isolation – und das einzige Bekämpfungsmittel, das der betroffene Mensch kennt, ist seine Sucht.

Der Mensch mit Sucht kann die Ängste und den Druck nicht abstellen, aber er kann sie betäuben und ihnen entfliehen. Er fühlt sich kurzzeitig besser, verändert jedoch seine Persönlichkeit durch die Sucht nachhaltig.

Jeder Druck von außen wirkt schädlich auf dieses System ein.

Du als Begleiter kannst deinen Menschen mit Sucht nicht therapieren! Aber andere können es, lass es zu.

Verschiedene Therapieformen

1. Ambulante Therapien

Die ambulante Therapie reiße ich hier nur kurz an, denn sie ist in dem Stadium, das Maik erreicht hatte, keine geeignete Therapieform mehr.

Trotzdem wird sie wieder wichtig werden. Denn eine Sucht bleibt eine lebenslange Verwundung und braucht in einer Vielzahl der Fälle auch nach einer teilstationären oder stationären Therapie eine weitere ambulante Betreuung.

Das bedeutet: Das Hauptthema nach der Akuttherapie ist in diesem Buch die ambulante Therapie.

Die Vorteile liegen auf der Hand: Der Mensch mit Sucht kann in einem regelmäßigen Rhythmus den eingetretenen Behandlungserfolg stabilisieren, verfestigen und ausbauen. Er arbeitet kontinuierlich weiter an Bewältigungsstrategien, um potenziell gefährliche Situationen im Alltag bewältigen zu können.

Er erlernt, dass er mehr und mehr in der Lage ist, in Eigenregie und ohne die Kompensation durch die Sucht sein Leben zu meistern. Auch Paargespräche zur Stabilisierung der Beziehungssituation werden oft in die ambulante Therapie integriert.

Was wichtig ist: Frag direkt in Therapie- oder Rehaeinrichtungen nach Therapeuten, die mit den Kliniken zusammenarbeiten, oder nach Qualifikationen, die in Bezug auf das Suchtmittel und die Begleitsymptomatik wichtig sind, damit die Wiedereingliederung in den Alltag optimal unterstützt werden kann. Kümmere dich frühzeitig um einen möglichen Therapieplatz, denn die Wartelisten sind lang.

2. Tageskliniken

Bei einer Therapie in der Tagesklinik ist der Mensch mit Sucht entweder in eine Gruppe eingebunden, in der nur Menschen mit Sucht sind, oder auch in einer gemischten Therapiegruppe.

Die Patienten nehmen jeden Tag nach festem Stundenplan an der Therapie teil und sind abends wieder zu Hause. So können sie sich Schritt für Schritt von ihrer Sucht lösen.

Auch diese Therapieform hat Vorteile[21]: Spezifisch tagesklinisch ist der tägliche Wechsel von der Familie / der Alltagsumwelt ins Milieu der therapeutischen Gemeinschaft und zurück. Das ist mit Trennungsprozessen, Nähe-Distanz-Regulationen, verschärften Loyalitätskonflikten usw. verbunden. Konflikte von draußen werden in die psychosomatische Tagesklinik hineingetragen, manchmal auch umgekehrt. Dadurch erlebt der Patient die Konfliktbereiche des Alltags außerhalb der Klinik und kann diese gleich mit in die Therapie einbringen.

Erarbeitete Veränderungsschritte können allabendlich und am Wochenende auf ihre Brauchbarkeit hin untersucht werden; auch nur kleine Schritte sind möglich. Das ist ein entscheidender Vorteil gegenüber der vollstationären Aufnahme, durch die es vielen Patienten durch die Entlastung (»Ferien vom Alltag«) zwar rasch besser geht, nach der Entlassung aber nicht selten ein böses Erwachen folgt. Auch lassen sich wichtige Kontakte in der Außenwelt – manchmal ist das auch ein seelisch stützendes Haustier – leichter aufrechterhalten.

Bewährt hat sich auch die Kombination von Einzel- mit Gruppentherapie, die Hinzunahme kreativer und mit vertiefender und korrigierender Körperwahrnehmung einhergehender Verfahren zur Unterstützung non-verbaler Kommunikationswege und zur Förderung von Ressourcen. Das kann Ergotherapie und das Erlernen von Entspannungstechniken oder Sport in der Gruppe sein.

Zuletzt sei noch der Vorteil genannt, dass Menschen mit psychosomatischen Beschwerden oder Menschen mit Sucht in Tageskliniken entstigmatisiert werden; ein gesunder, zu autonomen Entscheidungen fähiger Mensch mit Sucht braucht im Gegensatz zu einem Suchtkranken kein Krankenhausbett.

In einer groß angelegten Studie zur Wirksamkeit von Tageskliniken gaben Patienten selbst als wirksamste Faktoren für ihre Genesung diese an[22]:

---

21 https://www.leading-medicine-guide.de/behandlung/teilstationaere-psychotherapie#topics

22 https://www.researchgate.net/publication/281898313_Tageskliniken_-_was_ist_was_wirkt_und_was_wird_gebraucht, 27.03.2022

Struktur, interpersoneller Kontakt, Medikation, Altruismus[23], Katharsis[24], Lernen, Mobilisierung familiärer Unterstützung, Verbindung zur Gemeinde, Allgemeinheit, Patientenautonomie, erfolgreicher Abschluss, Sicherheit, Rückmeldung zu Verhalten und Übung zu Hause (absteigende Häufigkeit der Nennungen).

Zu bedenken sind aber auch diese Nachteile: Menschen mit Sucht, die in einer Tagesklinik behandelt werden, müssen oft eine hohe Alltagsfunktionsfähigkeit behalten und können sich weniger stark in die Therapie fallen lassen, zumindest dann nicht, wenn allzu viel Traumatisches die seelische Stabilität bedroht. Sie helfen im Haushalt mit, holen die Kinder ab oder sollen zu Hause von der Therapie erzählen.

Suchtbegleiter müssen an dieser Stelle unbedingt verstehen, wie anstrengend und kräftezehrend eine solche Therapie für Menschen mit Sucht ist, und den Betroffen bei der Ressourcenaktivierung unterstützen. Denke daran, die Themen und die Therapie gehören dem Menschen mit Sucht, nur er hat Anspruch darauf.

3. Stationäre Therapien

Bei einer stationären Therapie verlässt der Mensch mit Sucht für mehrere Wochen sein Zuhause und wird vollstationär in eine Klinik aufgenommen. Dort lebt er und nimmt tagsüber am Therapieprogramm teil.

Die Vorteile: Der Mensch mit Sucht kann sich vollkommen auf die Therapie einlassen und auch in tiefergehende psychoanalytische Prozesse eintauchen, weil er keine Beeinflussung seiner Alltagsfähigkeit befürchten muss.

Vor allem sind auch seine Ausruhzeiten und sein erholsamer Schlaf gesichert, ebenso die Sicherheit, dass in Krisen, die der Mensch mit Sucht erlebt, sofort helfendes Personal zur Seite steht.

---

23 Altruismus = selbstlose Denk- und Handlungsweise

24 Katharsis = das Sichbefreien von psychischen Konflikten und inneren Spannungen durch emotionales Abreagieren

Bei eventuellen Medikationen kann eine deutlich engere Überwachung und Anpassung erfolgen und individuell auf die Befindlichkeiten und das akute Erleben des Menschen mit Sucht eingegangen werden.

Auch diese Therapieform birgt Nachteile: Es besteht das Risiko, dass die Patienten nach einem stationären Aufenthalt zu Hause wieder in ihre alten Denk- und Verhaltensmuster zurückfallen. Denn nach der Zeit »unter der Käseglocke« sind sie wieder mit ihrem Alltag und dessen Herausforderungen konfrontiert. Selbst die Begegnung mit unscheinbaren Details, wie beispielsweise Gerüchen, können die psychischen Probleme dann wiederaufleben lassen.

Besonders Menschen mit Sucht profitieren von festen Strukturen und dem Gefühl von Sicherheit. Positiv darauf wirkt oft ihr gewohntes Umfeld und auf sie wirkende Bezugspersonen. Wird ihnen dieses Umfeld entzogen, kann das zu Stressreaktionen und Druck führen, die kontraproduktiv auf die Suchtproblematik wirken.

Fazit:

Dr. med. P. Subkowski, Paracelsus Kliniken Berghof Kliniken Bad Essen, fasst die Therapieformen wie in vielen anderen Berichten zusammen:

Ambulante und stationäre Therapie scheinen bei unausgewählten Patientenkollektiven vergleichbar effizient zu sein[25] (Mann, Czisch, Mundle 2005). Für besonders schwere Verläufe sollten aber stationäre Behandlungsmöglichkeiten vorbehalten bleiben. Nach Abschluss der eigentlichen Therapie haben Patienten, die über längere Zeit von Fachambulanzen oder Beratungsstellen ambulant weiterbetreut werden und die eine Selbsthilfegruppe besuchen, eine deutlich bessere Prognose.

Der Mensch mit Sucht wählt also die Methode, die zu ihm passt und in der er sich wohl- und gut aufgehoben fühlt.

---

25 https://www.lwl.org/massregelvollzug-download/Abt62/Service/Dokumentationen/Tagungen_MRV_u_Sucht/2013/Subkowski.pdf

In unserem Gesundheitssystem ist nach meiner Erfahrung auch schlichtweg entscheidend, wo es den ersten freien und qualifizierten Behandlungsplatz gibt, denn oft ist ein akuter Zusammenbruch schon da, wenn Menschen mit Sucht sich zu einer Therapie entschließen.

9. Kapitel
Maiks Insel

»Alles beeinflusst Alles.«
– Maik

Maik verbrachte seinen ersten Tag in der Tagesklinik. Er war aufgeregt gewesen, eine Emotion, die ich selten an ihm erlebt hatte. Es war der Geburtstag von Emma und er hatte sich viele Gedanken darüber gemacht, wie es werden würde, wenn er an diesem Tag erst spät nach Hause kommen würde. Doch es lief anders und Maik saß bereits am Nachmittag mit uns im Garten. Schwester Bianca war es, die ihm an diesem ersten Tag bereits eine nachhaltige Botschaft mit auf den Weg gegeben hatte: »Die Familie ist das Wichtigste und natürlich fährst du nach Hause.« Sie würde es auch sein, die Maik so tief erreichen würde, wie es zuvor niemand geschafft hatte. Mit klaren, ehrlichen Botschaften, die so viel Substanz hatten, dass sie einfach unumgänglich waren.

Schwester Bianca war die Leiterin der Tagesklinik. Sie ist Krankenschwester. Vor einigen Jahren war sie auf dem Weg in die Klinik. Dort versorgte sie Patienten auf der Station Innere. Kurz vor der Klinik fuhr ein Geisterfahrer frontal in ihr Auto. Wie sich später herausstellte, ein Suizid. Bianca lag monatelang auf der Intensivstation. Doch danach gab sie nicht etwa ihren Beruf auf – nein, sie beschloss, anderen Menschen zu helfen, die in psychologische Ausnahmesituationen gelangten. Sie übernahm die Leitung der Tagesklinik. Bianca war eine stattliche Frau, klein mit kräftiger Statur. Sie konnte anpacken. Als ich sie das erste Mal in der Klinik traf, umgab sie eine fast schon elfenartige Aura. Sie blickte mir mit einer Tiefe in die Augen, die mich nicht erschauern ließ, nein, sie fühlte sich warm und wohlig an, wie das Einkuscheln in eine Wolldecke. Sie war einer dieser echten und wirklich klaren Menschen, die es unbedingt braucht, um anzukommen.

Die ersten Tage in der Klinik beschrieb Maik recht ereignislos. Viel mehr noch, es beunruhigte ihn schier, dass er so wenig zu tun hatte. Er verstand nicht, warum er manchmal lange Zeiten einfach nur irgendwo sitzen und nichts tun sollte. Ich verstand es. Auch zu Hause war Maik ruhelos, konnte sich nur selten entspannen. Momente, in denen wir nichts taten und vor allem nicht über die nächsten To-Dos sprachen, gab es nicht. Dadurch stand er ständig unter Druck und dachte schon ans Weitermachen, wenn er sich gerade aufs Sofa gesetzt hatte. Maik fühlte sich so schnell zugehörig zu der Gemeinschaft, der Therapiegruppe, er fühlte sich so wohl und angenommen, dass er sich in für ihn rasender Geschwindigkeit öffnete. Er erzählte mir abends zum Beispiel, dass Schwester Bianca ihn und die anderen Teilnehmer jeden Morgen fragte, wie es ihnen gehe. Und dass er es oft gar nicht schaffte, einfach darauf zu antworten, sondern viel zu lange darüber nachdachte, wie die richtige Antwort aussähe. An einem anderen Tag erzählte er mir, dass eine Patientin sich das erste Mal geschminkt und zurechtgemacht hatte, doch keiner hatte es wahrgenommen und ihr ein Kompliment ausgesprochen. Die Gruppe verbrachte eine Zeit mit diesem Thema und Maik war geradezu euphorisch. Als er nach seinem Tag auf meine Mutter und mich traf, sagte er zu ihr: »Oh, du hast ja schöne Ohrringe.« Meine Mutter, die von ihm noch nie ein Kompliment bekommen hatte, strahlte in ihrer ehrlichen Art sofort über das ganze Gesicht und Maik auch. Als ich Maik danach fragte, sagte er: »Ich wollte einfach direkt mal ausprobieren, wie das so ist, jemandem einfach, ohne nachzudenken, ein Kompliment zu machen.« Leider probierte er es nicht bei mir. Sobald es um mich ging, dachte Maik stundenlang darüber nach, wie der richtige Weg aussehen konnte, und war blockiert.

Während Maiks Therapiezeit lernte ich Rike kennen. Wir trafen uns im beruflichen Kontext, doch ich war heilfroh, als Rike zu mir sagte: »Du, Isabel, ich wäre lieber einfach nur mit dir befreundet.« Auch ich hatte von Anfang an bemerkt, dass wir auf eine andere Art und Weise miteinander verbunden waren. Wir gaben unsere beginnende berufliche Beziehung extra auf, um dem Gefühl der tiefen, freundschaftlichen Verbundenheit nachzugehen. Wir trafen uns regelmäßig, sogar unsere Kinder freundeten sich miteinander an. Doch ich hatte Bauchschmerzen. Ich wusste, dass ein unumgängliches Gespräch notwendig war. Wenn diese Freundschaft Bestand haben sollte, dann musste ich Rike die Wahrheit erzählen. Die Wahrheit über mich und Maik. Ich hatte zu viele Freunde verloren. Zu oft hatte ich den Schmerz erlebt, wenn sich Freundinnen einfach nicht mehr meldeten und von mir abwendeten oder unter Vorwänden Verabredungen absagten. Schlimmer noch, wenn sie anfingen, Maik zu meiden. Und Rike fragte nach, sie merkte, dass es mir zwischendurch nicht gut ging, und wollte wissen warum. So verabredeten wir uns zum Abendessen und saßen an jenem Abend in einem griechischen Restaurant. Ich erzählte Rike unsere gesamte Geschichte. Ich ließ nichts aus. Rike weinte. Ich weiß nicht mehr wieso, doch die ganze Erzählung endete mit einer Geschichte vom letzten Abend: Maik war wieder genervt und gereizt. Emma wollte nicht schlafen. Sie stand in ihrem Zimmer und rebellierte. Ich hörte Maiks Ton. Er war hart und kühl. Ich fragte ihn, ob ich übernehmen solle, er nahm dankbar an. Ich sagte also zu Emma: »Zieh bitte jetzt deinen Schlafanzug an und lege dich ins Bett, dann lese ich dir eine Geschichte vor«, doch Emma stand bockig vor mir und sagte: »Nein, auf keinen Fall. Ihr dürft auch aufbleiben, dann wecke ich jetzt Louis.« Also setzte ich mich auf den Sessel in den Zwischenflur und sagte ganz ruhig: »Emma, ich kann warten, bis du so weit bist. Ich kann nicht akzeptieren, wenn du Louis weckst. Zieh dich jetzt an.« Doch Emma war so müde, da ging nichts mehr. Sie sagte: »Ich schütte jetzt alle Kisten aus.« Und ich erwiderte: »Okay, Emma, du kannst sie alle ausschütten und gleich wieder einräumen und dann ziehst du dich an.« Und dann sagte Emma: »Du hörst mir ja nie zu.« Ihre Kisten hatte sie währenddessen ausgeschüttet. Also sagte ich: »Emma, was hältst du davon, wenn du mir das sagst, was dir so wichtig ist, und dabei die Kisten einräumst, danach kannst du ins Bett gehen?« Emma begann langsam, ihre Bausteine wieder einzuräumen, kam mit ihrem Schlafanzug auf mich zu und sagte:

»Papa hat nur Louis vorgelesen, das fand ich blöd. Er hat nicht verstanden, dass ich kuscheln wollte.« Ich schloss sie in meinen Arm und sagte: »Morgen sprechen wir mit Papa und jetzt gehst du ins Bett.« Was ich nicht sagte, ist, dass ich in diesem Moment dachte: »Mir geht es oft ganz genauso, Emma, doch er wird es lernen.«

Rike sah mich an und lachte. Sie lachte nicht mit mir, sie lachte über mich. Dabei konnte ich ihr direkt ansehen, dass sie die Situation und mich liebevoll betrachtete. Sie lachte so sehr, dass ihr die Tränen aus den Augen liefen. »Du bist so bescheuert, Isa«, sagte sie. »Kein normaler Mensch kann so sein.« Ich lachte auch. Ich lachte aus vollem Herzen und merkte, wie schön das war. In diesem Moment verliebte ich mich in meine Freundin Rike.

Rike ist eine hochintelligente, wunderschöne Vollblutfrau. Sie steckt voller Energie. Doch es wirkte so, als käme sie selten zur Ruhe. Ich wollte gerne den Stecker ziehen und ihr eine Pause gönnen. Denn alles wirkte etwas zu viel. Zu viele Dinge zu erledigen, zu viel Bewertung, zu viel Feedback, was sie gibt und vor allem einholt und zu viele Gedanken über alles Mögliche und jeden. Ich liebe vieles an Rike: ihre Spontanität, ihre Impulsivität und Natürlichkeit. Rike verstellt sich einfach nicht. Sie sagt mir, was sie denkt, was ihr gefällt und was nicht. Und ganz egal was ist, sicher ist, sie ist noch am nächsten Tag meine Freundin. Rike geht aus meiner Sicht viel zu hart mit sich und der Welt ins Gericht. Auch mit ihren Kindern. Sie kritisiert an manchen Tagen jeden einzelnen Schritt, ohne zu sehen, wie sehr die Menschen um sie herum sie lieben. Von außen betrachtet, wirkt es so, als wäre es für Rike nicht zu begreifen, dass es Momente gibt, in denen sie nichts zu verändern braucht.

In der zweiten Woche von Maiks Therapie passierte dann die erste gravierende Wendung. Ich erinnere mich noch wie heute an diese Situation, denn sie schockierte mich und signalisierte doch zugleich, dass wirklich etwas passierte: Maik war seit etwa einer Stunde in der Klinik. Ich arbeitete an dem Tag zu Hause. Mein Handy vibrierte und ich bekam eine Nachricht von ihm. Er schickte mir ein Foto von einem Tablettenblister in seiner Hand. Ich erkannte den Namen des Wirkstoffs und aufgrund meiner medizinischen Ausbildung wusste ich sofort, es war die Verpackung eines Antidepressivums, und es war kein leichtes. Unser SMS- Dialog daraufhin läuft so:

Ich: »Ist das okay für dich?«

Maik: »Fühlt sich komisch an, als ob ich krank wäre. Nebenwirkungen Unruhe, Gewichtszunahme, Libidoverlust. Ich fände es schön, wenn du mir sagst, wenn ich noch unausstehlicher werde, dann setze ich es ab.«

Ich: »Fühlst du dich gut informiert?«

Maik: »Ja, es geht um das Unterdrücken meiner Triebe, nicht um das Antidepressive. Sie wollen, dass die Nebenwirkung bei mir zur Hauptwirkung wird.«

Ich war schockiert, vor allem, weil ich nicht darauf vorbereitet war, dass Maik medikamentös behandelt werden sollte. Doch genau in diesem Moment war ich auch heilfroh, dass ich festgehalten hatte an meiner Liebe zu einem Mann, der Hilfe brauchte, wirkliche Hilfe, bei etwas, was er nicht allein bewältigen konnte. Ich war erleichtert darüber, dass genau diese Dinge jetzt passierten. Woche für Woche intensivierte sich Maiks Therapieplan.

Montag:

8:30-9:30 Gemeinsames Frühstück und Morgenrunde,
9:30-11:30 Psychoeducation,
11:30-12:30 Sport,
12:30-13:30 Mittagessen,
13:30-15:00 Ergotherapie - Speckstein,
15:00-16:00 Konzentrationstraining.

Dienstag:

8:30-9:30 Gemeinsames Frühstück und Morgenrunde,
9:30-10:30 Fokusanalyse,
10:30-11:30 Einzelgespräch Psychotherapie,
11:30–13:30 Soziales Kompetenztraining.

So füllte sich Tag für Tag.

Maik weinte nahezu täglich. Er weinte in der Klinik und er weinte, wenn er zu Hause davon erzählte. Maik weinte sich frei. Vielleicht weinte er um viele Dinge, die er erlebt hatte, oder um viele Dinge, die er getan hatte oder nicht getan hatte. Ich wusste es nicht. Vielleicht weinte er auch aufgrund des starken Kampfes, den er ausfocht, denn ich sah, wie er kämpfte. Nachts wimmerte er im Schlaf leise vor sich hin und wälzte sich von Seite zu Seite. Am Nachmittag, wenn er nach Hause kam, fiel er erschöpft aufs Sofa. Maik war ständig in Gedanken versunken und auf sein Gesicht grub sich eine tiefe Sorgenfalte. Ich gab Maik jeden Tag die Chance, mich anzusprechen und mit mir zu reden. Es ging oft schief. Maik machte sich Pläne für Gespräche mit mir, doch sobald ich etwas sagte, was nicht nach Plan lief, wurde er ungehalten, manchmal wütend oder gemein. Die Gespräche blieben oft oberflächlich, er stieg nach wie vor aus, wenn es zu emotional wurde. Auch tagsüber gab es immer noch solche Situationen. Maik stieg einmal aus dem Auto aus, während ich mit den Kindern vor dem Haus auf der Straße spielte. Ich wartete auf Maik und freute mich, dass er nach Hause kam. Wahrscheinlich fragte er dann so etwas wie: »Na, wie war es bei der Arbeit?«, und ich antwortete: »Ach, lass uns gar nicht mehr über die Arbeit sprechen heute.« Und Maik war stinksauer. Das Gespräch war nicht nach seinem Konzept verlaufen und das ließ er mich nun spüren. Er wurde gemein, verletzend und patzig. Doch manchmal überraschte er mich auch, wenn er mir zum Beispiel einen Blumenstrauß mitbrachte oder mir emotional von seinem Tag berichtete. Dann konnte ich sehen, wie sehr er sich Gedanken machte – darüber, wie er sein Leben umkrempeln konnte. Die Tagesklinik war eine Insel, auf die Maik nur seine wichtigsten Dinge mitgenommen hatte. Er hatte neue Menschen und Dinge gefunden und es gab keinerlei Ablenkung, sodass er genug Zeit hatte, aufs Meer zu sehen und über sich und das Leben nachzudenken. Ich wiegte mich in Sicherheit, doch das Gefühl war trügerisch, wie sich nur einen Wimpernschlag später herausstellen sollte.

Wir hatten die Woche überstanden, es war Samstagvormittag.

Die Kinder hatten mich verdammt früh geweckt. Damit Maik, nach seiner ersten anstrengenden Woche in der Tages-Therapieklinik ausschlafen konnte, ging ich mit ihnen hinunter ins Wohnzimmer.

Nun war es schon fast zwei Jahre her, dass ich seine Pornosucht entdeckt hatte. Nach all den Ups and Downs hatte Maik endlich den Schritt gewagt und eine intensive Therapie begonnen.

Es gab mir ein gutes Gefühl, dass jetzt etwas passierte und er in professionellen Händen war, zumal sich sein psychischer Zustand in der letzten Zeit immer weiter verschlechtert hatte.

Doch irgendetwas ließ mich in den letzten Wochen innerlich immer wieder aufhorchen. Meine Antennen waren aktiv und ich verspürte den Drang nachzuforschen.

Ich konnte mir nicht genau erklären, was es war. Vielleicht lag es daran, dass auch sein sonstiges digitales Konsumverhalten wieder extrem gestiegen war. Bei jeder Gelegenheit klickte er auf irgendwelche Apps. Einfach nur, um irgendeine Timeline zu öffnen, einfach nur um zu klicken. Ich kannte dieses Verhalten und hatte Maik immer wieder gefragt, ob das Suchtthema nicht doch wieder akut sei. Doch das verneinte er vehement. Viel mehr noch, er beteuerte jedes Mal, dass er seit unserem letzten riesigen Konflikt sowohl der zwanghaften Masturbation (nein, der gesamten Masturbation) und auch jeglichem Pornokonsum komplett abgeschworen habe.

Im Haus war es also noch still. Ich ging in die Küche, um mir einen Kaffee zu machen. Und dort lag – sein Handy.

Es leuchtete mich an. Ich nahm es mir. Meine Klicks waren mittlerweile schnell und zielgerichtet.

Ich öffnete das Internet und die Verlaufsliste.

Klick, klick und da war es. Ich sah es sofort:

Youtube: »Sunspice Sexy Cop Costume, Women Black Wetlook and Sexy Teddy Police Outfit«.

Ich dachte: nichts

Ich fühle: Puls.

Mein Herz raste so schnell, dass der Adrenalinstoß mich fast zum Kollabieren brachte.

Ich rannte die Treppe hoch ins Schlafzimmer und riss Maik aus dem Schlaf: »Wach auf! Ich will dich was fragen!«

Maik schaute mich an: »Was ist los?«

Ich schmiss ihm das Handy entgegen und sagte: »Was ist das für ein Video?«

Maik: »Ich habe keine Ahnung, wie das dahin kommt. Ich schwöre es dir.«

Ich war wütend, das kannte ich nicht von mir.

Mein Sohn rief mich aus dem Erdgeschoss, weil er meine Hilfe brauchte.

Ich sagte mit entschlossener Stimme: »Maik, ich glaube dir nicht. Verarsch mich nicht. Wir hatten ein Abkommen und das hieß: Du lügst mich nicht mehr an. Also verkaufe mich nicht für bescheuert. Ich gebe dir jetzt ein paar Minuten, in denen du dir überlegst, ob du mir einfach die Wahrheit sagst, ansonsten tritt mir nicht unter die Augen.«

Ich ging und kümmerte mich um die Kinder.

Als ich in die Küche kam, saß Maik am Tisch. Er hatte genau die Haltung angenommen, die ich so sehr hasste. Er bemitleidete sich selber. Doch ich merkte, dass ich mich verändert hatte.

Zweieinhalb Jahre hatte ich darauf hingearbeitet, dass mir solch ein Moment nicht mehr den Boden unter den Füßen wegriss, und es würde mir gelingen.

Maik begann: »Ich rede nun frei von Verlustängsten. Ja, es war so, im letzten Jahr, in besonders stressigen Zeiten ...« Ich hörte nur noch bla, bla, bla.

»Maik?«, unterbrach ich ihn. »Ich kann den Scheiß nicht mehr hören. Du bist frei von Verlustängsten? Ist ja toll. Ich nicht. Ich habe gerade ganz schön Schiss, dass es das gewesen ist. Es interessiert mich nicht, warum du mich wieder ein ganzes Jahr lang belogen hast. Vor allem werde ich es nicht mehr für dich regeln. Das kannst du jetzt machen. Sieh zu, dass du das hinbekommst.«

Maik nahm (natürlich) sein Handy und schlichnach oben.

Ich riss mich zusammen und ging ins Wohnzimmer.

Es dauerte gefühlt eine halbe Stunde, bis ich mir sicher war, dass er nicht mehr zu uns nach unten kam. Also schaute ich nach. Er war oben und packte seine Tasche.

»Was machst du da?«, frage ich.

»Du hast ja sehr deutlich gesagt, dass du möchtest, dass ich gehe, also packe ich«, sagt Maik.

»Oh nein, Maik. Du wirst nicht mehr fliehen. Diesmal wirst du diese Situation hier regeln, nicht ich. Du läufst nicht mehr weg. Wenn du jetzt ernsthaft gehen willst, dann brauchst du nicht mehr wiederkommen.«

Ich realisierte, dass ich es ernst meinte. Das erschreckte mich.

»Ich möchte, dass DU uns jetzt die Zeit verschaffst, dass wir darüber sprechen können, wie es weitergehen kann. Sorg dafür, dass die Kinder untergebracht sind und dann rede mit mir.«

Ich drehte mich um und ging wieder zu den Kindern.

Maik telefonierte nun sämtliche Bekannten ab und suchte händeringend einen Platz für unsere Kinder.

Ich merkte, dass ich es nicht mehr schaffte, meine Tränen im Zaum zu halten. So war es immer: Wenn das Adrenalin der Aufregung sank, dann kam der Schmerz. Also schloss ich mich im Badezimmer ein, legte mich auf den Boden und ließ kurz die Tränen laufen. Ich verschaffte mir Erleichterung. (Später würde auch Maik lernen, dass Weinen dem Körper genauso viel Erleichterung verschaffen kann wie andere starke Reaktionen, zum Beispiel Ejakulieren.)

Ich schrieb eine Nachricht an Toni, worauf ein kurzer Dialog folgte:

»Antonia, ich glaube, ich werde dich brauchen. Hier bricht alles zusammen, denn ich habe heute morgen herausgefunden, dass Maik mich das ganze Jahr belogen hat in Sachen Sucht. Das könnte jetzt unser Kartenhaus echt zum Einsturz bringen. Bist du da?«

»Guten Morgen, meine Liebe, das tut mir unendlich leid. Natürlich bin ich da. Sag mir bitte, wie ich dir helfen kann.«

»Du bist die Einzige, die überhaupt noch davon weiß. Im Moment habe ich mich im Bad eingeschlossen und liege auf dem Boden. Ich hatte so gehofft, dass es nicht passiert. Ich melde mich.«

»Wenn ich kommen soll, ein Anruf reicht.«

»Okay. Ich muss mich beruhigen, die Kinder sind ja hier. Hab keine Ahnung, wie es weitergehen soll. Jetzt hat er wirklich alles kaputt gemacht, alles! Sogar Bilder unserer Putzfrau. Es ist alles kaputt und ich habe so für ihn gekämpft. Er hat mich die ganze Zeit eiskalt belogen und mir den selbstmitleidigen, reumütigen Ehemann vorgespielt. Sogar heute morgen hat er noch gelogen, als ich es schon wusste.«

»Oh Mann, ich vermute, du meinst, dass er die Bilder als Vorlage genutzt hat? Das ist echt sch...«

»Er muss sich jetzt kümmern. Er soll mir jetzt sagen, wie es weitergeht. Er ist verantwortlich dafür, dass er unsere Familie zerstört und auch mich zerstört. Flüchten konnte er ja immer, jetzt mache ich nichts mehr für ihn. Er hat mir jeden Tag ins Gesicht gelogen, kannst du dir das vorstellen?«

»Das ist so schlimm. Ich kann mir nur ansatzweise vorstellen, wie es dir geht. Du gibst alles für deine Familie, ünterstützt ihn und zum Dank dann das. Das ist nicht fair. Mein Gästezimmer steht dir offen!«

Toni kenne ich, seit ich 18 bin. Wir waren immer mal enger, mal weniger eng befreundet. Seit 10 Jahren hält unsere Freundschaft dauerhaft und sie ist die Patentante meiner Kinder.

Was Toni so besonders macht, ist ihre liebenswürdige Naivität. Dabei ist sie intelligent, und doch umgeben von einer ganz eigenen Welt, in der sie Intrigen, schlechte Absichten und Negatives einfach nicht erkennt.

Manchmal möchte ich sie schütteln.

Sie kommt mir oft vor wie ein Teenager, wenn sie sich in Dingen so vollkommen verliert. Nach einer langen Beziehung gab es ein ewiges Affären-Hin-und-Her. Oft hörte ich wochenlang nichts von ihr, weil sie gerade in einer neuen Story vollkommen aufging. Genauso tanzt sie mit fast 40 immer noch auf Partys die Nacht durch, für die sie spürbar zu alt ist. Toni lebt einfach im Moment und den kostet sie voll aus.

In meiner Situation half sie mir besonders dadurch, dass sie niemals urteilte.

Sie ist bis heute der einzige Mensch, der niemals gefragt hat, ob ich Maik lieber verlassen möchte. Sie hört zu und trägt meine Emotionen voller Eifrigkeit mit - egal welche. Auch verurteilt sie nicht, ihre Beziehung zu Maik ist dieselbe wie vorher, das macht Gespräche mit ihr so ungefährlich für mich. Toni ist mein kleiner Welpe. Ein Spaziergang mit ihr tankt mich mit Liebe auf.

Nach diesem kurzen Austausch mit Toni hatte ich mich beruhigt. Ich hatte von Anna, meinem Coach, gelernt, mich zu entleeren. Die ersten Emotionen mussten raus, damit ich mich sortieren und weiterdenken konnte. Doch Maik hatte keine Lösung gefunden, wie immer.

Also löste ich das Problem: Ich gab ihm Tonis Nummer, die eine Stunde später mit den Kindern in den Zoo fuhr.

Wir trafen uns zu einem Gespräch am Esszimmertisch.

Der Tisch hat in den letzten Jahren viel erlebt. Er ist aus einem Stück Holz gefertigt und ich finde ihn wunderschön. Ich hatte ihn mit in die Ehe gebracht, er war das erste teure Möbelstück, das ich mir geleistet hatte. Mittlerweile hatte er deutliche Gebrauchsspuren, so wie ich. Ringe von Tellern, Farbe von Filzstiften. Abschleifen und Ölen würde sicher helfen.

Als Erstes rasselte eine Tirade an Vorwürfen auf Maik herab. Ich schaffte es nicht ohne.

Doch eines schaffte ich sehr gut: meine Erwartungen klar auszudrücken, denn die Klarheit darüber war deutlicher als jemals zuvor.

»Maik«, sage ich. »Es sind 5 Meter bis zur Scheidung.

Ich werde nicht mehr für dich lügen. Jeder, der mich fragt, wird erfahren, was los ist.

Ich möchte, dass du dein Leben änderst, damit das funktioniert. Ein entstresster Job, kein Handyinternet mehr zu Hause.

Ich möchte nie mehr angelogen werden und du wirst das Thema in deiner Therapie ansprechen.

Wenn die Kinder ein einziges mal mit dem Thema konfrontiert werden, fliegst du raus. Weißt du, ich schaffe es nicht mehr. Ich mag dich nicht mehr. Ich fühle mich nicht geliebt. Ich brauche dringend Abstand. Bitte mache dir das Gästezimmer fertig.«

Das war ein Schock, für uns beide. Noch nie hatten wir uns räumlich getrennt. Doch ich konnte nicht mehr. Er sollte nicht das Letzte zerstören, was ich noch hatte: meinen persönlichen Schutzraum.

Am nächsten Tag erreichte mich eine Nachricht von Maik aus der Tagesklinik: »Kannst du am Donnerstag um 8:30 mit zur Therapeutin kommen?«

Ich war überrascht und willigte sofort ein. Ich wusste nur ungefähr, was auf mich zukam, als wir am Donnerstagmorgen schließlich die Klinik betraten.

Vor mir saß eine junge Therapeutin, vielleicht Anfang oder Mitte 30. Ihre Brille war viel zu groß.

Ihr Frühstück, ein Superfood-Müsli-Drink, stand noch unberührt auf dem großen weißen Schreibtisch. Dieser trennte sie von ihren Gesprächspartnern.

Das Zimmer hingegen war klein. Neben ihr an der Wand hing ein großes Whiteboard, an dem noch die Notizen der letzten Sitzungen zu sehen waren. Außerdem konnte ich mit etwas Anstrengung Notizen zu allen derzeitigen Patienten erkennen.

Sie wirkte unerfahren und trotzdem war sie mir sofort sympatisch.

In den letzten Jahren habe ich einige Therapeuten und Berater kennengelernt und auch beruflich kenne ich sie – diese allwissenden Typen, die glauben, alleine durch das Setting und ihre übercharismatische Ausstrahlung Berge versetzen zu können. Doch sie wirkte anders.

Ich sah ihr an, dass sie sich des Themas annehmen wollte. Es war ihr wichtig zu hören, was er sagte, und sich damit auseinanderzusetzen.

Eine Zeit lang schwappte das Gespräch so dahin. Bis zu diesem Moment: »Maik, was macht das mit Ihnen, wenn Sie Ihre Frau so hören? Sie ist unheimlich verständnisvoll und hat Ihnen jeden erdenklichen Kompromiss angeboten, doch höre ich da auch ganz viel Kränkung heraus«, sagt die Therapeutin.

»Ja, mir tut das leid, wenn ich das höre.« Maik überschlug die Beine und nahm eine aufrechte Haltung ein. »Es ist natürlich nicht schön, wenn ich das höre, und ich verstehe ...«

»SAGEN SIE ES IHR DOCH!«, rief die Therapeutin, nein, sie schrie.

»IHRE FRAU SITZT DIREKT NEBEN IHNEN! SIE IST DA. SIE BLICKEN IHR NICHT MAL IN DIE AUGEN; ABER SIE IST DA - HIER IN VOLLER GRÖẞE. SEHEN SIE SIE!«

Mein Mann drehte sich zu mir und sah mich an.

Ich war geschockt, nicht von der Lautstärke, sondern von seinem Blick. Ich weiß nicht, wann er mich das letzte Mal angeschaut hat. Ich fragte mich in dem Augenblick, ob er mir jemals in die Augen geschaut hat.

Über Maiks Gesicht liefen große Tränen.

»Es tut mir leid«, wimmerte er. »Es tut mir leid, dass ich dein Leben versaut habe.«

Die Therapeutin fragte mich, wie ich mir die Zukunft vorstelle, und ich antwortete: »Ich wünsche mir immer noch, dass es wieder gut wird, aber ich weiß nicht, ob es noch klappt. Ich bin des Lügens müde. Ich bin müde zu warten.«

Sie fragte ihn wieder: »Maik, was bedeutet das für Sie? Ihre Frau sagt, es ist fast vorbei?«

Maik sagte in seinem üblich eloquenten Ton: »Ich möchte das nicht, ich will alles dafür geben.«

»DANN SAGEN SIE ES IHR, MAIK. IHRE FRAU HAT SICH ENTSCHIEDEN; SIE NICHT. SIE FLÜCHTEN.«

Maik drehte sich zu mir: »Ich will dich nicht verlieren. Du bedeutest alles für mich.« Er brach zusammen. Er weinte. Flüsse von Tränen liefen über sein Gesicht.

Ich - war ruhig. Ich weinte nicht, ich ließ geschehen, denn es war genau das, worauf ich so lange gewartet hatte. Maik hatte sich einem außenstehenden Menschen wirklich geöffnet. Er hatte mir in die Augen gesehen und ich hatte das Gefühl, dass er verstanden hatte, dass auch er eine Entscheidung treffen musste. Nun war er an einem Ort, an dem ihm dabei geholfen würde.

Ich verließ die Klinik und plante innerlich mein Selbstregulationsprogramm für die nächsten Wochen. Kraft tanken für den Weg, der nun vor uns lag. Als ich ins Auto stieg, dachte ich nur eins: Es ist das erste Mal, dass wir wirklich eine Chance haben, jetzt kann es langsam heilen.

Bevor ich abends erschöpft ins Bett fiel, dachte ich an Emma. Sie verbrachte zwei Tage bei ihrer Großmutter, die sie über alles liebt. Sie fehlte mir.

Ich schrieb in mein Tagebuch: »Meine Tochter und ich.

Wenn sie den Raum betritt, kann ich ihren Puls spüren. Es ist mein Puls. Jede ihrer überschäumenden Emotionen macht Sinn. Sie ist voller Wörter und hörst du genau hin, verstehst du die Einfachheit und das Rohe an der Liebe.«

Emma. Schon ihr Name gab Diskussionsstoff. Emma, weil es bedeutet: die Göttliche. Und ich hielt sie für ein übersinnliches Geschenk, schon bevor sie da war. Genau wie später ihren Bruder Louis. Schließlich hatte ich dafür gekämpft, dass sie kommen konnten. Es war in Uitrecht und ich erinnerte mich noch genau an den Morgen. Wir saßen in einer kleinen, gemütlichen Praxis, New Life. Das neue Leben. Die Behandlung war vorbei und es ging mir so schlecht. Ich blickte meinen Mann an und sagte »Ich halte sie fest, lass mich ihr einen Namen geben.«

Doch ihren Namen mochte keiner, nur ich, ich schwärmte für ihn. Es fühlte sich an, als hätte ich etwas ganz Besonderes geschaffen, von dem ich wusste, dass sie es sich ihr Leben lang erhalten würde. Und dann kam sie, viel zu klein, konnte kaum schreien. Sie umarmte mich. Es schien so, als wollte sie das wenige an Wärme, die sie nach den Kämpfen einer dreißigstündigen Geburt und des anschließenden Notkaiserschnitts bei sich behalten konnte, mit mir teilen. Wann immer ich ihr Zimmer betrat, lächelte sie. Ich umarmte sie wie eine Kängurumutter. All die Kabel schob ich beiseite und wickelte sie in eine Decke, dabei summte ich ein Lied. »Kleine Taschenlampe brenn schreib ich lieb dich in den Himmel. Und dann weiß ich es genau, keine Macht kann uns mehr trennen ...« Emma bekam kleine Grübchen, wann immer ich sang. Ihre winzigen Wangen glichen schon den meinen und ihre Augen blitzten voll Charme. Den Diskussionsstoff lieferte sie weiter immer fort. Frech, schwierig, dominant, hypersensibel, dass sagten manche, doch ich sagte autonom und besonders achtsam, auf sich selbst bedacht.

Meine Emma. So oft erinnert sie mich daran, wie wichtig es ist, die anderen Menschen zu fragen, was sie fühlen und denken und es nicht nur zu erahnen. Sie ist mein Spiegel, in dem sie aussieht wie ich, sich bewegt wie ich, so spricht wie ich, so albern ist wie ich.

Kennt ihr das, wenn ein kleines Mädchen müde ist? Emma steht immer wieder aus dem Bett auf und setzt sich patzig in den Flur. Sie schmeißt Dinge herum oder fängt an, laut zu schimpfen. Den ein oder anderen verleitet es vielleicht dazu, laut zu werden oder Strenge walten zu lassen. Doch habt ihr schon mal Folgendes versucht? Ich frage Emma: »Was brauchst du von mir, um schlafen zu können?«, und Emma antwortet: »Nur kurz kuscheln, Mama. Nur bei dir sein, du bist so schön warm.« Ich halte ihre Hand und spüre das Zucken, wenn sie loslässt. Es ist das erdigste Gefühl, das ich kenne, und Emma hat recht, es ist so schön warm.

Die Fakten

Der Rückfallgeist

Ein Geist geht um! Er lässt Leute auf Nimmerwiedersehen aus unserem Kreis verschwinden! Beunruhigt sehen sich die Zurückbleibenden an. Einigen seiner Opfer gelingt es, nach etwas Zeit dem Phantom zu entkommen. Sie tauchen manchmal wieder auf, verunsichert und verwirrt. Wir haben es nicht geschafft, klagen sie an. Er hat uns überlistet, der schreckliche Rückfallgeist. Wir waren ihm einfach nicht gewachsen! Er hat immer neue Tricks gehabt und schien all unsere schwachen Stellen zu kennen! Niemand ist vor ihm sicher, ist das nicht zum Fürchten? Das Fürchten bringt uns nicht weiter, aber Respekt sollten wir vor ihm haben, denn er ist tüchtig in seinem Beruf und versteht sein Handwerk sehr gut. Weise ist es aber, ihn kennenzulernen, zu beobachten, wie er vorgeht. Dann werden wir entdecken, dass er Regeln befolgt, dass er feste Gewohnheiten hat. Er wird berechenbar! Beobachte seine Gewohnheiten! Er ist überhaupt nicht nett und will dich ruinieren! Gehe Wege, auf denen du ihm nicht begegnest! Wenn du seine Tricks kennst, kann er dir nichts anhaben!

Und was sind seine Tricks? Er schleicht sich langsam an! Er holt sich Leute, die Angst vor ihm haben! Er holt sich Leute, die sich zu sicher fühlen! Er holt die, die unter Langeweile, Wut, Einsamkeit oder anderen Problemen furchtbar leiden und sich nicht aufraffen können, etwas dagegen zu tun! Er holt sich die, die sich selbst belügen! Er holt sich die, die nie den Mut zur Offenheit haben! Das Schlimmste, was du tun kannst, ist, dich zu verkriechen. Allein mit ihm, daheim in einer Sofaecke, verhandelt er am liebsten mit seinen Opfern, da kann er sie am leichtesten beschwatzen. Und wenn er dich doch erwischen sollte? Schrei laut um Hilfe, ruf Freunde an, renn in die Gruppe! Prüfe, wie es zum Rückfall kam, sachlich ehrlich. Übe neue Verhaltensweisen. Wenn du willst, kannst du den Geist fix und fertig machen.

Quelle: unbekannt

Ich fand diesen Text während meiner Recherchen, er hing am Board einer Sucht-Selbsthilfegruppe. Er berührte mich sehr, denn er ist so ehrlich geschrieben.

In der Begleitung eines Menschen mit Sucht gehören Rückfälle dazu. Es gibt fast eine Garantie dafür, dass sie dir begegnen werden, denn im Grunde ist ein Rückfall ein gutes Zeichen, dazu gleich mehr.

Leider gibt es in Deutschland keine ausreichende richtige Datenerhebung über die Rückfallquote von Menschen mit Süchten. Dabei spielt es keine Rolle, ob es sich um substanzabhängige Süchte oder substanzunabhängige Süchte handelt. Denn bis 1985 gab es in der klinischen Suchttherapie ein ganz klares Dogma: Suchtpatienten, die rückfällig werden, werden sofort entlassen.

Wie dramatisch! Denn diese Einstellung zog einen ganzen Teufelskreis nach sich. Der Mensch mit Sucht, der nun eigentlich auf einem guten Weg war, er war sich nämlich sicher, dass er die Kontrolle hatte (sonst wäre er nicht rückfällig geworden), erlitt einen Rückfall. Seine Therapeuten wurden aber mit einem noch größeren, deutschen Tabu-Thema konfrontiert als die Sucht selbst: dem Scheitern.

Der Therapeut war also gescheitert, der Patient war gescheitert und Scheitern existierte eigentlich gar nicht. Scheitern ist Versagen und das wollten wir nicht, schon gar nicht in der Medizin. Eine unheilbare Krankheit oder sogar ein Suizid ist zwar schwierig zu verstehen, aber doch leichter als das Scheitern, und deshalb schmeißen wir den gescheiterten Patienten raus.

1985 schrieb dann Professor Alan Marlatt das Buch »Relapse prevention«, in dem die neusten Erkenntnisse zum Thema Rückfallforschung verständlich aufgeführt sind. Es wurde nie ins Deutsche übersetzt, veränderte aber doch nachhaltig die Suchttherapie auch bei uns.

Marlatt unterteilt die Rückfälle in 2 Arten:

Lapse:
Ein erster Konsum, der nicht so dramatisch ist. Er hängt eher von den situativen Gegebenheiten ab als von der Person selbst.

Relapse
Der Rückfall ins alte Konsumverhalten.

Eine der wichtigsten Erkenntnisse aus der Rückfallforschung von Marlatt für mich und motivierend für meine ganze Zeit als Coachin, auch für Isabels Fall, wurde auf einer Tagung der Therapie Hilfe e. V. folgendermaßen beschrieben:

Vor 23 Jahren sagte man den Therapeuten nach dem Lack-Modell: Je länger der Lack drauf ist, umso eher blättert er ab. Das war plausibel, nur stimmt es nicht. Alle Forschung zeigt eindeutig, dass die meisten Rückfälle innerhalb der ersten drei Monate im Anschluss an eine Behandlung passieren und dann noch mal ziemlich viele innerhalb des ersten Jahres und danach kaum noch. Das heißt, es ist eher so, wie wenn wir im Urlaub nach England fahren und plötzlich auf der linken Seite fahren müssen: Die ersten Meilen sind die gefährlichsten. Da fahren wir sehr unsicher und kratzen dauernd an der Tür, wenn wir schalten sollen. Und dann überwinden wir die ersten Meilen, es kommt der erste Roundabout (Kreisverkehr) und es geht wieder los. Und wenn wir die ersten Roundabouts überlebt haben, dann können wir schon ganz gut fahren, aber wehe, es kommt ein Laster auf unserer Spur entgegen, dann weichen wir eben doch wieder nach rechts aus statt nach links, obwohl rechts für uns sicher tödlich wäre.

Das heißt, je länger jemand abstinent lebt, umso leichter fällt es ihm, umso besser ist er auch gefeit gegen Rückfälle.[26]

60 Prozent aller Rückfälle ereignen sich in für den Menschen mit Sucht unglücklichen und scheinbar ausweglosen Situationen.

DEINE KRISENSTABILISATION

»Ich habe sie so satt, die blöden Sprüche von wegen Krönchen richten und weitergehen.«

Das geht nicht so einfach. Wer richtig auf die Fresse fällt, der liegt einfach auch mal länger auf dem Boden. Ausgeknockt, angeschlagen, atemlos.

Alles tut weh. Entweder tut der ganze Körper weh oder das Herz. Im schlimmsten Falle beides.

Und so ging es auch Isabel in solchen Momenten. Sie wusste für kurze Zeit nicht weiter. Keiner der Motivationssprüche, die an ihrem Kühlschrank hingen, halfen ihr weiter.

Sie ahnte, dass sie jetzt durch dieses große, tiefe Tal gehen musste. Ohne das Wissen, wie tief dieses Tal denn nun war

---

26 »Über das Scheitern im Leben – Überlegungen zu einem Tabu«, Prof. Wulf-Volker Lindner, Dokumentation der Fachtagung, am 7. November 2002, Hamburg, Herausgeber: Therapie Hilfe e.v., Sucht Therapiezentrum Hamburg, NADA (National Acupuncture Detoxification Association), Redaktion: Nicole D. Schmidt, Therapie Hilfe e.V., Hans-Jürgen Strong, Martha Stiftung, Sucht Therapiezentrum Hamburg

und wie lange sie ins Dunkle, Schwere, Unbekannte absteigen müsste.

In einem Buch von Barbara Messer[27] fand ich den Satz, der aus Japan stammt: »Erst in der totalen Dunkelheit der Nacht kannst du die Sterne im Fensterviereck sehen« und ahnte, dass hier der Schlüssel liegen könnte. Es müsste erst ganz dunkel werden, bis Isabel das echte Licht, und sei es noch so klein, wieder sehen könnte.

Was das für ein Licht wäre, wusste ich noch nicht. Doch ich würde an ihrer Seite sein, bis wir es fänden.

Auf einer langen Autofahrt hörte ich im Radio eine Frau einmal erzählen, dass etwas unter tausend Tränen begraben sein muss, damit man es vergessen kann. Woher wusste sie das? Ihr Großvater war im KZ und hatte ihr von den Jahren dort erzählt. Dinge, die sich kein Mensch vorstellen kann. Zum einen mögen sich die Menschen diese Grausamkeit nicht vorstellen, aber sie haben auch kein Bild davon, zu was die menschliche Seele, die innere Kraft, möglich ist. Wenn ich Isabel in dieser Zeit fragte, was sie tat, dann antwortete sie mir: »Ich atme. Ich schlafe. Ich denke nach. Ich mache Yoga im Garten, während um mich herum die Welt zerbricht. Ich atme. Das Jahr nimmt seinen Lauf. Meine Tochter verliert einen Milchzahn. Kollegen rufen mich an. Es ist Zwiebelkuchenzeit. Mein Mann sieht mich oft an. Ich atme. Ich schlafe und wache auf.

Meine Mutter ruft mich an.

Stundenlang könnte ich mantrenartig solche Sätze vor mich hinsagen. Das mache ich auch oft. Ich sage ein Mantra »Ich steige aus, ich steige nicht ein.«

Manchmal erzählte ich ihr am Ende einer Coachingsitzung einfach eine kurze Geschichte, bei der sie sich entspannen konnte.

Kennst du die Geschichte vom Seestern? Ein kleiner Junge wirft Seesterne, die an den Strand gespült worden sind, ins Meer zurück. Er ist fest davon überzeugt, dass jeder Seestern, der zurück ins Meer kommt, einen Unterschied macht.

---

27 Barbara Messer aus dem Buch »Eine Ermutigung für Menschen in Lebenskrisen« Gabal-Verlag

Wo ist dein Unterschied?

Wo ist der Unterschied zu vorher? Du atmest, du wachst auf und schaust aus dem Fenster. Du lebst, vor allem liebst du. Du hast dich entschieden. Und das ist ein Geschenk.

Stabilisations-Tipps für deine Stärke

1. Bestandsaufnahme

Schreibe dir Folgendes auf, ruhig an ein paar Tagen hintereinander:

- Was ist genau passiert?
- Wer hat was gemacht?
- Was habe ich dabei gefühlt?
- Was war dabei für mich das Schlimmste?
- Warum tat das so weh?
- An welches Gefühl erinnerte mich das?
- Wann habe ich noch dieses Gefühl gehabt?

2. Finde eine Form, deine Gefühle freizulassen, auch körperlich.

Das kann laut oder leise sein, ruhend oder bewegend, zum Beispiel Malen, Tanzen, Schreien, Boxen, Yoga oder etwas ganz anderes. Wichtig für dich ist dabei: Gestehe dir deine Gefühle ein. Sie sind wirklich okay.

Arbeite DU mit deinen Gefühlen, es sind deine. Niemand sonst ist dafür verantwortlich, niemand kann sie verändern, nur du.

4. Habe Mitgefühl mit dir

Hierfür kannst du dir vorstellen, dass dein inneres Kind ein Kissen oder Kuscheltier ist und du es tröstest.

5. Sprechen – suche dir jemanden, mit dem du dich austauschen kannst.

Du entscheidest, ob das eine Freundin ist oder eine fremde Person. Du verabredest dich dafür für eine bestimmte Zeit, du uferst nicht aus, bleibst in der Form: Du willst über deine Gefühle sprechen.

6. Kontakt mit deinem Partner

Suche jeden Tag für zehn Minuten das Gespräch über deine und seine Gefühle. Keine Beschuldigungen, nur verstehen, wie es dem anderen gerade geht.

7. Entscheide dich

Stur und unabhängig kannst du auch diese Entscheidung nur für dich treffen. Wie soll es weitergehen und was ist dir jetzt wichtig?[28]

---

28 Mithilfe von Daria Markin, Hoffmann Institut Österreich und Anna Schatz

10. Kapitel
Klinikwochen

»Der Weg zum Ziel beginnt an dem Tag, an dem du die hundertprozentige Verantwortung für dein Leben übernimmst.«
– Dante Alighieri

Für mich bedeutete Verantwortung jetzt vor allem nichts tun. Frau Dr. König, Maiks Therapeutin aus der Tagesklinik, hatte es laut und deutlich ausgesprochen. Ihr Satz pochte und pochte in meinem Kopf. Sie sagte zu Maik: »Ihre Frau hat ihre Entscheidung getroffen und Ihnen jeden erdenklichen Kompromiss angeboten. Jetzt ist es allein an Ihnen, Ihre Entscheidung zu treffen, welche Kompromisse für Sie möglich sind. Es ist Ihre Aufgabe, jeden Tag mit Ihrer Frau zu sprechen.« Wahrscheinlich war ihr nicht bewusst, wie sehr sie mich in diesem Moment befreit hatte. Ich hatte keine Aufgabe mehr und fühlte mich frei. Oft hatte ich von Suchtbegleitern gelesen, die sich mit ihren Aufgaben in der Begleitung eines Menschen mit Sucht identifizierten. Das war eine Falle, denn fielen diese Aufgaben weg, gab es oft eine große Leere, die auch sie erst füllen mussten. Doch ich fühlte das nicht. Es fühlte sich vielmehr an, als hätte man mich von einem mit Kieselsteinen befüllten Wanderrucksack befreit, den ich über einen meilenlangen Weg getragen hatte.

Gleichzeitig war klar: Maik musste sein Leben komplett verändern. Es gab kein Zurück mehr. Ich spürte es ganz klar. Ich war einen langen Weg mit ihm gegangen und das würde ich weiter tun, doch dafür war Veränderung nötig. Ein anderer, weniger stressiger Job und mehr soziale Kontakte. Vor allem wollte ich, dass es wieder möglich war, mit Maik zu sprechen. Sprechen über normale, alltägliche Dinge, aber auch über tiefgründige Gefühle, über das, was mich bewegte, und auch das, was ihn bewegte. Ich wollte wertgeschätzt und geliebt werden.

Maik arbeitete hart an sich. Während seiner Tage in der Tagesklinik wirkte er reflektiert und bemüht. Er bereitete Gespräche mit mir vor, die gut funktionierten, solang nichts Unvorhergesehenes passierte. Ab und zu schaffte er es sogar schon, über das Passierte mit mir zu sprechen und sich anzuhören, wie es mir dabei ging. Noch viel zu oft blieben die Gespräche an der Oberfläche und begannen mit einem einfachen »Wie geht es dir« und endeten nach einem kurzen, sachlichen Tagesbericht. Für mich war es okay, denn ich sah, wie sehr sich Maik einsetzte. Ich war hoffnungsvoll und konnte unsere Zukunft vor meinen Augen sehen. Ich hatte das Gefühl, dass Maik mehr und mehr verstand, wie gut unsere und seine Chancen standen, wenn er die Stressfaktoren verändern würde, die er so schlecht kompensieren konnte.

Ich merkte, wie die Erschöpfung der letzten Jahre mich überkam und konnte manchmal kaum aus dem Bett aufstehen vor Müdigkeit. Ich wollte mich sorgenfrei erholen, doch dafür blieb noch keine Zeit. Maik war vollkommen auf sich und seine Therapie konzentriert und ich geriet abermals mit meinen Bedürfnissen in den Hintergrund. Es war paradox, denn Gespräche mit mir über meine Gefühle waren ein wichtiger Bestandteil der Therapie. Doch drehte sich im Moment alles darum, wie Maik diese Gespräche führen konnte und wie er es schaffte, über Emotionen zu sprechen, nicht um das, was mir wirklich wichtig war. Es war okay für mich, doch es sorgte eben auch dafür, dass es keinerlei Gelegenheiten gab, in denen ich mich voll und ganz auf mich konzentrieren konnte. Immer noch drehte sich alles, was ich tat, um Maik und sein Befinden. Gleichzeitig bemerkten wir, wie Louis sich immer mehr in sich zurückzog. Er machte uns große Sorgen. Louis weinte viel. Er wollte nicht mehr zum Sport und mied andere Kinder. Es fiel uns auf, dass er in einem extremen Ausmaß mit Entscheidungen haderte. Vor allem ging Louis alle 15 Minuten zur Toilette. Ich war so besorgt, dass ich mehrere Male zum Kinderarzt ging und diverse Untersuchungen machen ließ. Schließlich waren wir so beunruhigt, dass wir einen Termin bei einem bekannten Arzt für Entwicklungsdiagnostik vereinbarten. Auch Maik war bewusst, dass Louis, der immer ein fröhliches, aufgewecktes Kind gewesen war, im Moment nicht mehr wiederzuerkennen war.

Dr. Robby Sacher betrat das Sprechzimmer. Er war groß, bestimmt zwei Meter, und von kräftiger Statur.[29] Seine Bewegungen waren sicher, zielgerichtet. Beim Blick auf Louis wurde etwas an ihm sanft. »Zieh dich mal aus, Louis, damit ich dich untersuchen kann.« Louis hielt sich an Maiks Bein fest. Maik versuchte, Louis anzusehen und ihn irgendwie davon zu überzeugen, sich auszuziehen. Doch es funktionierte nicht. Louis schüttelte einfach nur immer wieder den Kopf. Ganz beiläufig zog Maik ihm T-Shirt und Hose aus, bis Louis mit seinem etwas zu dünnen Körper schüchtern vor ihm stand. Dr. Sacher beobachtete ihn dabei – Maik. Dr. Sacher beobachtete Maik, denn er hatte schnell bemerkt, dass mit dem Jungen alles in Ordnung schien. In den vielen Jahren seiner Praxis hatte er einen Blick dafür entwickelt, was los war. Er spürte sehr schnell, ob Kinder Entwicklungsdefizite haben, körperlich eingeschränkt sind oder etwas anderes nicht stimmt. Hier wirkte eher der Vater orientierungslos und der Junge schien sich in seinem eigenen Körper nicht ganz zurechtzufinden. Dr. Sacher nahm Louis mit auf die Behandlungsliege und mit scheinbarer Leichtigkeit untersuchte er Louis. Seine Knochen knackten und knarzten. Doch Louis gab sich der Sicherheit der großen, starken und direktiven Arme hin. Während der körperlichen Untersuchung unterhielt sich der Arzt mit Maik. Dr. Sacher stellte unentwegt Fragen: Er fragte Maik, ob Louis Sport mache und ob er körperliche Defizite habe. Außerdem hatte Louis ein Bild mitgebracht. Darauf hatte er ein Haus, einen Baum und einen Menschen gemalt. Maik erzählte ihm, dass Louis Probleme in Kindergruppen habe und immer dann, wenn er auf unbekannte Menschen treffe. Auch das übermäßige Wasserlassen wurde thematisiert. Louis hörte die ganze Zeit interessiert zu. Maik erzählte, dass laute und wilde Kinder ihn in den Rückzug trieben.

Nachdem Louis sich wieder angezogen hatte, setzte Dr. Sacher zu einer Erklärung an, die in Maik einen kleinen Vulkan-

---

29 Der Arztbesuch wird aus der Erinnerung der Patienten beschrieben.

ausbruch auslöste. »Louis ist ein toller Junge. Meine Vermutung ist, dass Sie als Vater und Erziehender ihn sehr stark in seiner Entwicklung beeinflussen. Ich habe Sie heute beobachtet. Wie Sie mit Ihrem Sohn umgehen.« Maik schluckte und versuchte, seine Aufregung durch einen tiefen Atemzug zu vermindern. »Sie nehmen Ihrem Sohn jede Entscheidung ab, doch tun darf er dann nichts. Louis braucht in einigen Situationen von Ihnen einfach eine klare, knappe Ansage, um sich sicher zu fühlen. Dabei müssen Sie Kontakt herstellen, mit den Augen und mit den Händen. Gerade jetzt braucht Louis ein echtes Vorbild und ein Leitbild und als erziehender Vater können Sie sich nicht vollkommen auf Augenhöhe mit Louis begeben, das überfordert das Kind emotional und kognitiv.« In Maiks Kopf rasten die Gedanken. *Wie soll ich das nur schaffen? Ich kann selbst oft keinen klaren Gedanken fassen, wie kann ich das für Louis tun? Kann es wirklich sein, dass all das, was ich ihm ständig vorhalte, wahr ist?* Und Dr. Sacher war noch nicht fertig: »Loben Sie Ihren Sohn. Ehrlich und aufrichtig in einem wertschätzenden Rahmen. Nehmen Sie seine Hände in die Hand und schauen Sie ihn an. Unternehmen Sie Dinge mit Ihren Kindern, auf die sie stolz sein können. Lassen Sie sie auf einen Baum klettern, oder einfach mit dem Fahrrad losfahren. Fahren Sie zum Zelten.« Dr. Sacher hatte von Maiks Hintergründen nichts gewusst und doch hatte er in so kurzer Zeit den Nagel auf den Kopf getroffen. War es Maik, der schon so leicht durchschaubar war, oder war es Louis, der für alle sichtbar machte, wie dringend Maik den Schalter umlegen musste? Als Maik das Behandlungszimmer verließ, sah er Dr. Sacher an und fragte ihn: »Sind Sie Hellseher?«

Maik erzählte mir von dem Gespräch und ich war nicht so überrascht, wie ich es sein sollte. Mir fiel es wie Schuppen von den Augen. Louis reagierte auf Maiks Depression. Er übernahm sein Verhalten und adaptierte es, weil er sich zu sehr an Maik orientierte. Er konnte nicht erkennen, was es zu tun galt, um Maik zu gefallen, um von ihm geliebt zu werden. Auch alle anderen seiner Emotionen waren zu weit verborgen, als dass sie für ein kleines Kind erkennbar sein konnten. Maik sprach nicht klar aus, was er wollte, dachte und fühlte, also tat auch Louis es nicht, er dachte, es wäre falsch. Wenn Maiks Verhalten für ihn nicht mehr durchschaubar war oder eine zu starke Inkohärenz zwischen diesem ganzen Wirrwarr und dem entstand, was Louis eigentlich empfand, reagierte er körperlich. Und auch ich erkannte deutliche Parallelen. Noch in der Tagesklinik hatte ich genau dieses Unsichtbarsein in Maiks Gegenwart gespürt. Er schaute mir nicht in die Augen und sprach über mich in der 3. Person. Er verwendete »man« statt ich und de-personalisierte Aussagen. So musste er nicht fühlen, was passierte, doch Louis hatte ihm nun deutlich gezeigt, dass er auf Maiks Gefühle angewiesen war.

Maik hatte Schuldgefühle und war entsetzt darüber, dass er Louis' Wohlergehen so negativ beeinflusst hatte. Ein gefährlicher Punkt, denn bis hierhin hatte Maik Schuldgefühle über seine Sucht kompensiert. Er war geflohen und hatte sich durch zwanghafte Orgasmen entlastet. Ein über Stunden herausgezögerter Orgasmus war schließlich etwas sehr Heftiges, was er dem eigenen Körper antun konnte. So dominierte er, er hatte Macht und bestimmte letztendlich, wann sich der gesamte Druck entladen konnte. Am meisten hatten ihn die tatsächlichen Situationen im Alltag fertig gemacht, zum Beispiel wenn Louis auf dem Tennisplatz mit 5 anderen Jungs stand und völlig verloren in der Situation war und später weinend zu ihm gelaufen kam. Maik wusste sich selbst kaum zu helfen und sah seinen überforderten Sohn.

Ich spürte eine altbekannte, tiefsitzende Angst in mir hervorkommen: Hatte Louis etwas mitbekommen? Hatte er Maik beim Anschauen von Pornos beobachtet, Töne gehört, verstörende Videos gesehen?

Ich wollte auf keinen Fall, dass Louis so allein mit solch starken und verwirrenden Dingen dastand, wie es bei Maik gewesen war. Maiks Mutter war für ihn als Kind nicht ansprechbar. Zwar betonte Maik immer wieder, wie liebevoll sie war, doch in dieser Situation, als er mit den ersten Pornos im Büro seines Vaters konfrontiert wurde, wäre er niemals auf die Idee gekommen, das mit seiner Mutter zu besprechen. Emotionen fanden auch bei seiner Mutter keinen Raum. Er musste mit der Irritation und dem starken Gefühl der Verwirrung allein fertig werden und das machte er auf seine ganz eigene Art und Weise.

Maik bat mich um Hilfe. Er wünschte sich so sehr, dass es Louis und auch Emma gut ging, dass er mich bat, ihm wann immer eine Situation eintraf, in der er für die Kinder nicht lesbar war, einen Hinweis gab. Ich willigte ein und es wurde furchtbar. Wieder tappte ich in die Falle, eine Kontrollfunktion für Maik auszufüllen, und merkte viel zu spät, wie sehr ich mich und mein eigenes Wohlbefinden damit negativ beeinflusste.

Einmal zum Beispiel machten wir einen Ausflug in den Wald. Wir liebten die Stunden in der Natur, denn wir waren dort oft alle vier unbeschwert und fröhlich. Die Bewegung und die Zeit außerhalb unserer vier Wände taten uns gut. An diesem Tag war es anders. Schon unterwegs sagte Maik etwas zu mir, was mich unendlich verletzte. Das kam noch oft vor. Er war sich einfach der Wirkung seiner Worte immer noch nicht bewusst. Wir sprachen über mögliche Auslöser für seinen Pornokonsum. Wie wir darauf gekommen waren, weiß ich nicht mehr. Jedenfalls sagte er: »Ein Auslöser kann alles sein: ein Bild, ein Foto, eine Sexszene oder eine andere Frau irgendwo!« Mir stockte der Atem, mein Puls raste. »Eine andere Frau? Es sind auch andere Frauen, die das auslösen?«, fragte ich Maik. Das war eine vollkommen neue Information für mich, die ich nicht einordnen konnte. Sie verunsicherte mich. Doch Maik beendete das Gespräch. Er sagte nur noch etwas wie: »Ja, keine Ahnung. Muss ich mal drüber nachdenken.« Er ließ mich stehen. Genau wie vor der Therapie verfiel Maik noch oft in dieses Muster. Knallte mir irgendetwas hin und beendete Gespräche mit seinem Lieblingsargument: »Mein Kopf ist leer.« Ich hatte keine Chance mehr, Antworten oder Zuspruch zu bekommen und musste allein klarkommen. Dass ich nun wieder wochenlang über genau diesen einen Satz würde nachdenken und mit mir selbst verhandeln müssen, konnte er vielleicht nicht einschätzen. Auch wenn wir miteinander schliefen, gingen mir genau diese Gedanken durch den Kopf. Ich fragte mich, ob ihn über Tag eine andere Frau dazu angereizt hatte, am Abend mit mir sexuell zu werden. Eigentlich hätte ich wissen müssen, dass er an diesem Tag mit vielen eigenen Themen beschäftigt war. Doch am Auto angekommen, setzte sich Emma auf einen Kindersitz und Louis brach in Tränen aus. Was ein normales Kinderthema war, eskalierte. Louis wurde immer hysterischer und Maik stellte eine Frage nach der anderen: »Louis, was meinst du, kannst du jetzt hier sitzen und beim nächsten Mal drüben? Wie wäre es für dich, Louis, wenn du etwas Musik aussuchst? Louis, schau mal, die Emma wollte jetzt mal dort sitzen, du willst das doch auch manchmal, oder? Ist das in Ordnung für dich? Guck mal, Louis, wir wollen gerne nach Hause fahren ...« Ich sagte also: »Maik, was willst du jetzt von Louis?« Ich hatte es ihm versprochen. Wir hatten eine Abmachung. Doch Maik sah mich an. Seine Augen waren so voller Verachtung, dass mir sofort die Tränen kamen. Er verdrehte die Augen und stöhnte laut auf. Er sagte: »Du kannst ja auch mal selbst was machen! Ich kann ihn ja schlecht in den Sitz drücken und einfach festschnallen!« Okay, dachte ich. Er war noch da, der Maik, der mich nicht fühlen wollte.

An anderen Tagen war ich stolz auf Maik. Er brachte Louis das Fahrradfahren bei. Er setzte ihn auf sein kleines Rad, schob ihn an und ließ ihn fahren. Louis platze vor Stolz. Und auch Emma profitierte von Maiks Veränderung. Emma forderte Maiks Nähe ein und das tat beiden gut. Sie sagte abends: »Papa, ich möchte mit dir kuscheln.« Und Maik konnte sich hingeben.

Besonders überraschte mich Maik, als er sich mit seinen Eltern traf. Er traf sich nicht einfach so mit ihnen, er verabredetet sich zu einer Aussprache. Einige Abende zuvor sagte er am Telefon zu seinem Vater: »Ich bin sex- und pornosüchtig und ich möchte mit euch darüber reden.« Als ich seine Direktheit hörte, lief mir ein Schauer über den Rücken, doch Maik war fest entschlossen. Und er tat es. Er fuhr zu seinen Eltern und klingelte an der Haustür.

Er erzählte mir später von seinem Gespräch: »Weißt du, Isa, es ist ganz anders. Ich habe keine Angst mehr. Ich bin fest entschlossen, nicht mehr zu lügen. Wir haben uns ordentlich an den Wohnzimmertisch gesetzt, alle wussten ja, worum es geht. Ich habe meinen Eltern gesagt, ich möchte jetzt nichts aufarbeiten, es ist mir wichtig, über meine Situation zu sprechen und wie es dazu gekommen ist. Also habe ich zu ihnen gesagt: Ich bin jetzt in der Tagesklinik in Behandlung, weil ich eine Porno- und Masturbationssucht habe. Mein Verhalten, das alles hat fast das Ende meiner Ehe bedeutet. Wie es angefangen hat, weiß ich nicht mehr genau, nur dass es seit meiner frühesten Jugend schon da ist. Immer dieser Hang zu Kleidung und das Masturbieren, das beständig im Vordergrund stand. Ob das früher normal war? Keine Ahnung.«

Ich hörte Maik die ganze Zeit nur zu. Er redete so viel wie schon lange nicht mehr. Er erzählte weiter: »Ich habe mich wirklich getraut zu sagen: Ich habe bei Papa im Schrank Porno-CDs gefunden, da war ich etwa 12. Meine Eltern waren total entsetzt. Die CDs haben mich ja dazu gebracht. Das, was vorher ein Bekleidungskatalog war, wurde jetzt zum Leben erweckt. Sie sagten echt, sie hätten nichts davon mitbekommen, auch mein Vater nicht. So habe ich weitererzählt, alles, was so passiert ist. Dass ich nach meiner Karriere beim Bund nur noch gefeiert habe, zu viel Geld hatte, überhaupt nicht wusste, was los war. Bis der Ernst des Lebens kam und mich unter Stress gesetzt hat. Ich kannte das nicht und niemand hat mich darauf vorbereitet, auch meine Eltern nicht. Ich konnte das nur über die Pornos kompensieren, Pornos auf der Arbeit, Alkohol abends, anders war es nicht auszuhalten. Auch bis alles schiefging, als ich auf der Straße gelandet bin. Dass ich es niemandem erzählen konnte, meine Geldsorgen, dass ich nicht wusste, wie es weitergehen sollte.«

Ich hatte zu diesem Zeitpunkt schon mehr erfahren als überhaupt jemals zuvor. Und Maik redete und redete immer weiter. Maik erzählte mir, wie er seinen Eltern gesagt hatte, wie er sein Leben wieder in den Griff bekam, Geldsorgen abbaute und wieder einen Job fand. Die Sucht begleitete ihn weiter. Sie war seine Partnerin. Er brauchte sie, um sich wohlzufühlen. »Ich habe meinen Eltern erzählt: Ihr kennt doch noch Mona, meine erste richtige Freundin. Es hat mich fertig gemacht.

Jede Kommunikation, jedes Zusammensein mit Menschen hat mich so dermaßen gestresst, dass ich die Sucht zum Ausgleich brauchte. Dann kam Isa und wir haben geheiratet und ich habe das alles heimlich gemacht. Ich hatte nicht das Gefühl, dass es so schlimm war. Aber Isa hat alles gefunden. Das Ausmaß, das waren Tausende von Links und Bildern, Video-Links. Ich hatte immer den Drang, alles abzuspeichern, weil das Perfekte dabei sein könnte. Könnt ihr euch vorstellen, was das für Isa bedeutet hat? Das Anlügen, das Betrügen? Ich habe Isa immer gesagt, ich kanns sein lassen. Ich habe alle belogen, auch Therapeuten.« Maik guckt mich an und weint. »Ey, Isa, mein Job, Corona, diese ganze Scheiße, ich hab's ihnen alles erzählt. Ich habe ihnen gesagt, ich wäre nach dem Kollaps mit Sven montags wieder zur Arbeit gegangen, wenn du nicht Stopp gesagt hättest. Ich habe denen gesagt, das war kurz vor knapp mit uns und dass nur du mich freigesprochen hast von der Situation.« Ich war baff. Maik hatte sich befreit. Er hatte aufgehört zu lügen. Maiks Eltern stellten sachliche Fragen. Das war paradox und doch überraschte es mich nicht. Eine Familie, in der Emotionen immer so gut es irgendwie ging, unter den nächstgrößten Teppich gekehrt wurden und in der Maik gelernt hatte, sich mit höchster Professionalität durch Sachlichkeit zu schützen, sprach über den Total-Zusammenbruch in Maiks Leben. Doch Maiks Vater sagte auch: »Ich finde es sehr mutig, darüber so offen zu sprechen, das hätte ich nie gekonnt.«

Ich fühlte mich gut. Denn ich hatte jahrelang unter meinem Stigma gelitten. Das Stigma einer zu viel arbeitenden Frau, die ihren Mann kritisierte und sich nicht überschwänglich freute, wenn er sich auf Familienfeiern so sympathisch und zuvorkommend verhielt und mit den Kindern spielte. Ich galt als undankbar. Doch das war ich nicht. Es hatte eine andere Geschichte und jetzt kannten Maiks Eltern sie. Und auch wenn sie nach dem Gespräch anfingen, mich immer ein bisschen mehr zu meiden, war ich stolz auf Maiks großen Schritt. Sie fragten nicht mehr nach und Maik beließ es dabei. Wann immer Maik später mit seinen Eltern über das Thema sprach oder über Therapieerfolge und Neuerungen in seinem Leben, endete das

Gespräch nach zwei Sätzen. Das lag an beiden. Maiks Eltern fragten, wenn überhaupt, nur kurz und sachlich nach. Maik nahm in ihrer Gegenwart sofort eine abwehrende, rechtfertigende Haltung ein. Seine Eltern und er waren sich noch immer einig, dass sie nicht übermäßig häufig über zu intime Dinge sprechen wollten. Es gelang ihnen nicht wieder.

Meine Eltern fragten zu dieser Zeit regelmäßig, wie es mir ging. Sogar mein Vater. Er fragte an einem Tag gezielt nach: »Isabel, wie geht es dir? Also ich meine nicht wie es dir so geht, sondern mit Maiks Thema. Wie geht es dir damit?«

Mein Vater ist ein Mensch, den man wohl als Eigenbrötler bezeichnen würde. Ihn zeichnet ein festes Werk an Grundwerten aus, die er beeindruckend stabil in alles, was er tut, mit einbezieht. So denkt er nicht eine Minute nach, zu helfen, wenn jemand aus unserer Familie wirklich Hilfe benötigt, krank oder in einer Notsituation ist. Und mein Vater urteilt nicht über die Menschen. Sie sind fehlbar, die Menschen, wir alle. So war es auch bei Maik. Das Wissen über Maiks Sucht veränderte nicht das Geringste an seinem Verhalten ihm gegenüber. Und diese beiden Werte verbinden uns. Wir sind uns ansonsten nicht sehr ähnlich. Doch zweifelt irgendwer unsere besondere Verbindung an, dann schaffen wir es, die wenigen Dinge, die uns wirklich verbinden, auf eine ganz spezielle Art und Weise so herauszustellen, dass niemand mehr anzweifeln kann, dass wir durch ein besonderes Band verbunden sind. Warum mich seine Frage an diesem Tag so besonders überraschte? Mein Vater bezeichnet sich selbst als sehr reflektiert und emotional. Doch hört man genau zu, depersonalisiert er alle Emotionen. Spricht er zum Beispiel über Frauen, die Menschen mit Sucht begleitet haben, rezitiert er minutenlang darüber, wie gut er über dies und jenes Bescheid weiß und wie viele er davon kennt. Ich höre, wie er über das Thema spricht, doch spricht er nicht über mich. Es klingt theoretisch und so, als ob es nicht um mich geht. So muss er es vielleicht auch nicht fühlen. Doch ich fühle es. Dieses Verhalten erinnert mich an Maik. Auch mein Vater war Lehrer, genau wie meine Mutter. Er war Schulleiter. Sein typischer Spruch ist: »Da habe ich Ahnung von.« In meiner Kindheit gab es meine Schwester und mich und »seine« Kinder aus der Schule. So lebte ich im ständigen Vergleich mit einer großen Horde an Kindern, die ich nicht mal kannte. Genauso, wie ich es später bei Maik tat. Ohne es zu merken, aktivierte ich mein altes Muster und verglich mich mit Hunderten von Frauen, doch ich kannte sie nicht. Die Wertschätzung, die ich bekommen wollte, war unerreichbar für mich, genau wie es damals bei meinem Vater gewesen war. Ich hingegen war für meinen Vater ein schwieriges Kind, was er für mein Gefühl so oft betonte, dass es sich tief in meinem Herzen verankert hatte. Wann immer mein Vater heute Zeit mit uns verbrachte, wirkte er so, als ob er eigentlich schon wieder wegwollte, wenn er über die Türschwelle getreten war. Dadurch kamen bis heute keine tiefgründigen Gespräche zustande, besonders wenn meine Mutter nicht dabei war. Je älter er wird, desto mehr scheint er einer Kontrollsucht zu verfallen, die nicht nur über Zeit und Raum bestimmt, sondern auch keinerlei Abweichungen der Norm mehr zulässt. Mir kam es immer wie eine Abwertung meiner Selbst vor. Wir hatten die Situationen immer wieder liebevoll geschaffen und er schien nicht ganz bei uns zu sein. Es gab aber kleine Momente, in denen meine Kinder ihn ins unverfängliche Spiel hineinziehen konnten und er minutenlang sein Kontrollmuster verließ. Bis er urplötzlich bemerkte, dass er die Kontrolle verloren hatte und alles stehen und liegen ließ. Emma und Louis liebten ihn einfach und konnten ihn auf eine ganz andere Art und Weise erreichen. Immer wieder, wenn ich ihn ansah, dachte ich: »Mensch, Papa, wie schön wäre es, wenn du einfach nur bei uns sein könntest«, denn ich merkte immer wieder, wie tief seine Liebe zu uns war.

Meine Antwort war: »Es geht mir okay.« Das war die Wahrheit. Für mich war die Situation so, wie sie gerade war, okay und das war schon lange nicht mehr so.

Maiks Therapie neigte sich dem Ende. In das letzte Wochenende sollte er mit einer besonderen Aufgabe gehen. Die Frage, die er seiner Therapeutin Frau Dr. König am Freitag stellte, blieb unbeantwortet. Maik fragte sie: »Wie wird es nach der Klinik weitergehen?« Doch Frau Dr. König gab sie ihm wie ein ungewolltes Geschenk zurück und sagte: »Maik, niemand hier wird Ihre Entscheidung treffen. Nur Sie können das. Überlegen Sie sich über das Wochenende, was Sie möchten, und sagen Sie es uns und dann bekommen Sie es.« Maik stand unter Stress. Erst versuchte er alles Mögliche, um die Entscheidung auf mich umzulegen. Er stellte mir viele Fragen: »Was meinst du genau, wenn du sagst Veränderung? Was meinen alle, wenn sie sagen, mein Leben neugestalten?« »Wie weit geht das?« »Wie soll ich mich denn neu orientieren und was genau sind deine Kompromisse? Was ist, wenn ich mich anders entscheide, was bedeutet das für uns?« Doch ich antwortete ihm nicht. Ich hielt seine Wut aus, denn ich hatte gelernt. Ich nahm mich zurück und wartete. Ich wusste, Maik würde es schaffen. Er schlief nicht, er war rastlos, er entschied sich hin und her. Bis er am Montagmorgen Frau Dr. König um eine weitere Krankschreibung für 3 Monate und einen Antrag für eine berufsorientierende Reha bat. Er hatte sich entschieden.

Die Fakten

Ich rief Dr. Sacher nach einiger Zeit an und stellte ihm zur Recherche einige Fragen. Das Interview gebe ich hier wieder:

Was denken Sie, wie viel bekommen Kleinkinder überhaupt von Depressionen erziehender Elternteile mit?
Ich glaube schon, dass Kinder jedweden Alters direkt oder indirekt von einer entsprechenden Erkrankung eines oder beider Elternteile betroffen sind. Kleinkinder merken schon, dass irgendetwas mit Mama oder Papa nicht stimmt. Veränderungen in der Interaktion, der Aktivität mit und ohne Kind, dem Einhalten von Strukturen etc. werden von Kleinkindern schnell wahrgenommen und interpretiert.

Ab welchem Alter kann so etwas wirklich die Entwicklung der Kinder beeinflussen und wie?
Die Entwicklung von Kindern wird in jedem Alter davon beeinflusst. Je nach Struktur der Familie und den individuellen

Eingangsvoraussetzungen (selbst den genetischen) des Kindes können Wechselwirkungen mehr oder weniger kompensiert werden. Wesentliche Störgrößen sind negative Auswirkungen auf die Interaktion und Bindung (insbesondere im frühen Kindesalter), auf intrafamiliäre Aktivitäten, Struktur, Erziehung, Vorbildwirkungen, aber auch Konflikte zwischen den Eltern.

Epigenetische Einflüsse auf die Bindungsentwicklung sind aktivitätsabhängig und wesentlich durch Erfahrungen des Kindes mitbestimmt. In diese Kategorie fallen Kuscheln, Trösten, Motivieren, Zuspruch etc.

Die Entwicklung der Kinder kann nachhaltig gestört werden, passager (vorübergehend) leiden oder - je nach familiärer Konstellation - kaum beeinflusst werden.

Ältere Kinder sind nicht selten gezwungen, schon frühzeitig Verantwortung für sich und die Familie zu übernehmen. Sie kommen in eine viel zu frühe Erwachsenenrolle, müssen Trost (Eltern und Geschwistern) spenden, Aufgaben lösen, um Normalität nach außen zu reflektieren. Andere reagieren mit Distanz, Ablehnung, Leistungsabfall etc.

In unserem speziellen Fall gibt es ein Geschwisterpaar. Ein Mädchen und einen Jungen. Was glauben Sie, wie kann es sein, dass sie so unterschiedlich auf solch eine Situation reagieren?

Hierfür gibt es mehrere Gründe. Diese sind nicht nur geschlechtsspezifisch. Zwar ergeben sich altersabhängige Unterschiede in der sensomotorischen Entwicklung zwischen Mädchen und Jungen. Diese können sich auf Kompensationsmechanismen der Entwicklung auswirken. Dennoch sind insbesondere psychisch-affektive Aspekte nicht unbedingt geschlechtsspezifisch determiniert. Auch hier spielen Aspekte der Bindungsentwicklung, der motorischen Aktivität, aber auch familienspezifische Präferenzen der Eltern eine wichtige Rolle.

Nicht zu unterschätzen ist die Konkurrenzsituation von Geschwistern. Der Drang nach individueller Entwicklung - auch in Bezug auf die eventuell vorhandene Rollenverteilung von Mann und Frau - spielt hier hinein.

Wie kann ich das Kind als gesundes Elternteil am besten unterstützen?
Wichtig ist der Umgang einerseits mit beiden Partnern, andererseits mit den Kindern / dem Kind. Die Erläuterung der vielfältigen Aspekte von Depressionen und das Aufzeigen von Kompensationsvarianten stehen im Vordergrund. Wesentlich ist die Motivation des Partners für eine Therapie und die einfühlsame Erklärung der Situation für den Nachwuchs.

Soll der Erkrankte seine Krankheit verstecken, oder ist es besser, sie offen mit dem Kind zu besprechen?
Das offene Umgehen mit der Erkrankung hilft dem Kind, Verständnis für die neuen Situationen zu entwickeln und eine Perspektive aufzuzeigen. Eine Problematik ist dabei, selbst Einsicht in das Krankheitsgeschehen zu entwickeln.

Eine Frage, die sehr viele erkrankte Eltern beschäftigt: Wenn meine Kinder mitbekommen, dass ich mich in meinem Körper nicht wohlfühle, wie kann ich verhindern, dass auch mein Kind psychosomatische Symptome entwickelt?
Es sind - wie schon beschrieben - der offene Umgang mit der Erkrankung, das Aufzeigen von Perspektiven, Kompensationsstrategien der Familie, aber insbesondere das Aufrechterhalten von Strukturen und Ritualen. Bei Veränderungen der Erziehungsstrategien sollten diese auch begründet werden.

Wenn mein Kind bereits erste körperliche und psychische Symptome zeigt (zum Beispiel Polyurie, Nackenverspannungen etc.), was kann ich konkret tun, wie kann ich mit ihm sprechen?
Abgesehen von externen Hilfen sollte das offene Gespräch mögliche Zusammenhänge benennen, Lösungsstrategien erarbeiten und Perspektiven aufzeigen. Wichtig wäre, eine Depression als Krankheit zu benennen, eigene therapeutische Wege zu erklären und die Fortführung der Gespräche zu ritualisieren.

Kinderärzte sind oft schnell mit ihrem Latein am Ende. Sie verbringen eine kurze Zeit mit Kind und Elternteil in einem Zimmer.

Wie gelingt es Ihnen, schnell ein erstes Gefühl für die Situation zu bekommen?
Ich beobachte die Interaktion in der Familie, die Gesprächsbereitschaft, Formulierungen der Eltern und nicht zuletzt auch kleine Fragebögen wie die verkürzte Conner-Skala zur Verhaltenseinschätzung des Kindes. Wie stellt sich beispielsweise die Haus-Baum-Mensch-Zeichnung des Kindes dar? Wie reagieren Eltern auf Verhaltensabweichungen des Kindes? Erste Hinweise erhalte ich schon beim Blick ins Wartezimmer, da alle Patienten von mir abgeholt werden. Im Sprechzimmer interessiert mich gleich zu Beginn, wie (und ob) die Familie Platz findet, wie das Kind mit seinen Unsicherheiten umgeht und die Eltern darauf reagieren ... Also viele kleine Puzzleteile gestalten das Bild und die Nachfragen.

Ich nehme mir dafür auch die nötige Zeit. Das ist in einer Kinderarztpraxis nicht immer möglich.

Was raten Sie betroffenen Eltern, woran erkennen sie, ob es ihrem Kind gut geht?
Eltern haben dafür meist ein gutes Gespür. Abweichungen von der gewohnten motorischen Aktivität, fehlende Fröhlichkeit oder Veränderungen bezüglich des Bindungsverhaltens (Kuscheln etc.) sollten analysiert werden. Auch körperliche Symptome wie Rückenschmerzen, Polyurie / sekundäre Enuresis, Leistungsabfall in der Schule können Hinweiszeichen sein. Ebenso wichtig sind Merkmale des psychosozialen Rückzugs (soziale Kontakte zu Freunden und außerschulische Aktivitäten). Konzentrationsstörungen und vieles andere mehr können diesbezügliche Signalwirkungen entfalten. Verhaltensänderungen sind meist für Eltern noch leichter zu erkennen als Haltungsauffälligkeiten. Gemeint ist hier die nonverbale Körpersprache. Mit etwas Aufmerksamkeit können die Eltern so einen zusätzlichen Eindruck bekommen, wie es ihrem Kind geht.

Dr. Robby Sacher forscht und praktiziert in eigener Praxis in Dortmund. Dabei liegen seine Schwerpunkte im Bereich der Entwicklungsdiagnostik von Kindern. Seine Veröffentlichung finden Sie unter https://www.manmed.info/index.php/eltern/veroeffentlichungen/artikel-dr-sacher.html.

Beim Start in der Tagesklinik wirkte Maik, so wie viele Patienten, von außen motiviert. Klar war, Isabel wollte, dass er diese Therapie machte. Er war kurz davor, seine Frau und auch seine Familie zu verlieren. Es gab keinen anderen Weg. Doch schon in den ersten Tagen änderte sich diese Einstellung zusehends. Das Gefühl, in einer Gruppe angenommen zu werden und sich immer weiter öffnen zu können, zur Ruhe zu kommen und die intensiven Einzeltherapien halfen Maik dabei, sich selbst zu motivieren, für sich an seiner Sucht und an seiner vorherrschenden Depression zu arbeiten.

In der Tagesklinik gab es einen festen Stundenplan, der immer wieder die gleichen Komponenten innehatte. Hier erkläre ich einige wichtige Bestandteile:

Psychoeducation:

Im Mittelpunkt stehen das gemeinsame Gespräch und der gemeinsame Erfahrungsaustausch zwischen den Teilnehmern untereinander und dem Gruppenleiter. Darauf aufbauend sollen die wichtigsten wissenschaftlichen Erkenntnisse so vermittelt werden, dass die Patienten einen vernünftigen Überblick über die Erkrankung und die erforderlichen Behandlungsmaßnahmen bekommen.

Neben dieser Informationsvermittlung spielt die gleichzeitige emotionale Entlastung eine wesentliche Rolle. Mit emotionaler Entlastung ist gemeint, dass die gefühlsmäßige Betroffenheit und die Erschütterung, die mit der Erkrankung verbunden sein können, entsprechend aufgefangen und bearbeitet werden.

Durch die klar gegliederte Informationsvermittlung soll den Betroffenen geholfen werden, die persönlichen Erlebnisse in ein gewisses System einzuordnen. Bei der Erarbeitung der einzelnen Themen wird selbstverständlich auf das bereits bestehende Vorwissen der Teilnehmer aufgebaut. Es werden ihnen ergänzende Informationen geliefert, sie werden beraten und bei Zweifeln entsprechend unterstützt.

Die Betroffenen werden motiviert, die erforderlichen Therapiemaßnahmen auch tatsächlich in Anspruch zu nehmen, gesundheitsförderndes Verhalten zu entwickeln und sie erhalten Unterstützung, um allmählich Sicherheit und Gelassenheit im Umgang mit ihrer Erkrankung zu bekommen.[30]

Für Maik war dieser Teil ein entscheidender Faktor, denn das Warum spielte für ihn eine große Rolle, um akzeptieren zu können, dass es nicht seine Schuld war. Es war für ihn wie ein Freispruch, die Hintergründe seiner Situation zu erfahren und auch mögliche Auswege zu kennen. Er konnte sich nun seinem »Trainingsplan« widmen, um wieder ins Ziel einzulaufen. Denn Trainieren, das hatte er als Spitzensportler schließlich gelernt.

Soziales Kompetenztraining:

Vielen Menschen mit psychischen Erkrankungen, vielen Menschen mit Sucht fällt es im Alltag schwer, Kontakte zu knüpfen oder ihre Sozialkontakte aufrechtzuerhalten. Sie verlieren oft ein normales Gefühl für menschliche Bedürfnisse und für ein gesundes Verhältnis zwischen Geben und Nehmen in der Kommunikation.

»Unter sozialer Kompetenz versteht man die Fähigkeit eines Menschen, in verschiedenen sozialen Situationen eigene Bedürfnisse und Ansprüche gegenüber anderen vertreten zu können, ohne dabei die Ansprüche des Gegenübers zu missachten (und dessen Würde zu verletzen). Vielen Menschen fällt es jedoch schwer, ihr Recht durchzusetzen, ›Nein‹ zu sagen, ihre Wünsche und Bedürfnisse zu äußern, jemanden um einen Gefallen zu bitten oder Kontakte zu knüpfen.«[31]

Im sozialen Kompetenztraining werden in der Gruppe typische Alltagssituationen durchgespielt und die Reaktionen und möglichen Emotionen sowie die Wirkung auf andere analysiert und angepasst.

---

30 Psychoedukation: Fragen und Antworten – www.neurologen-und-psychiater-im-netz.org (neurologen-und-psychiater-im-netz.org) 24.12.2020

31 Soziales Kompetenztraining | Universität Tübingen (uni-tuebingen.de)24.12.2020

Ein Beispiel: Eine Frau steht vor dem Kleiderschrank und sagt: »Ich weiß nicht, was ich anziehen soll, ich bin zu dick. Außerdem sind alle anderen Frauen, die da sind, eh viel sportlicher.« Ihr Mann sagt: »Dann zieh halt heute das etwas weitere schwarze Kleid an. Wenn du willst, melde dich doch nächste Woche im Fitness-Studio an, ich kann montags auf die Kinder aufpassen und am Wochenende auch.«

Der Mann wollte ausdrücken: Wir müssen wirklich los. Ich finde meine Frau perfekt, wie sie ist, aber wenn sie etwas tun will, dann unterstütze ich sie. Er versteht nicht, warum die Frau nun völlig am Boden zerstört ist.

Die Teilnehmer passen nun Sprache und Verhalten (in diesem Fall) des Mannes an und beobachten, welche Emotionen die Frau haben könnte.

Die Ziele des sozialen Kompetenztrainings sind:

- Das Kennenlernen der eigenen Wirkung auf andere
- Einschätzen können von Bedürfnissen anderer
- Beobachten und beschreiben lernen
- Sozial kompetentes Verhalten
- Mit eigener Unsicherheit umgehen lernen

Ergotherapie:

Die Ergotherapie verfolgt einen ganzheitlichen Ansatz.

Hierbei liegt der Fokus auf der Rehabilitation geistiger, sozialer, motorischer und kreativer Fähigkeiten. Der Betroffene plant mit Unterstützung seine Tätigkeiten im Rahmen der Ergotherapie selbst, sucht sich das Arbeitsmittel aus, kreiert ein Ziel und arbeitet in der Gruppe konzentriert darauf hin. Der Spieltrieb wird geweckt und erste Erfolgserlebnisse halten im Leben wieder Einzug.

Im Rahmen dieser Entwicklung soll der Teilnehmer im Ergebnis handlungsfähig im Alltag sein und am gesellschaftlichen Leben teilnehmen. Insgesamt soll die Lebensqualität den Verhältnissen vor der Erkrankung entsprechen. Der Betroffene entdeckt im Idealfall sogar neue Hobbys, die er in seinen Alltag übernehmen möchte, oder kommt auf neue Ideen. Er lernt, dass Beschäftigung ihm guttut.

Gruppentherapie

Psychosomatische Störungen führen häufig dazu, dass sich die Betroffenen zurückziehen und sozial isolieren. Scham, Angst vor Kontrollverlust oder Störungen der sozialen und kommunikativen Kompetenzen bilden wichtige Motive für diesen Rückzug – mit der Folge, dass sich der Leidensdruck weiter erhöht und die eigene Fähigkeit, erfüllende soziale Beziehungen einzugehen, konstant abnimmt.

Während einer Gruppentherapie haben Teilnehmer oft das erste Mal die Chance, sich mit Menschen auszutauschen, die ganz Ähnliches erleben wie sie selbst. Die Gruppe wird zu einem geschützten Raum, anders als es oft im familiären Kontext der Fall ist.

Auch wenn sich Angehörige die größte Mühe geben, ist die Kommunikation häufig von Vorwürfen und Erwartungen geprägt, vor allem auch von Ängsten und Scham. Innerhalb dieses geschützten Rahmens und unter Menschen, die für den Betroffenen vollkommen »ungefährliche« Gesprächspartner sein werden, befasst sich die Gruppe intensiv mit Erfahrungen und mit Strategien zur Heilung der zugrundeliegenden Störung.

Doch die Betroffenen lernen noch mehr: Sie lernen auch genau zuzuhören, immer dann, wenn ein anderer Teilnehmer mit seinem Thema an der Reihe ist und sie in der Rolle des Feedbackgebers, des Beratenden sind. Sie merken, wie wichtig ihre eigene Meinung für die anderen ist, und erlangen immer mehr Selbstvertrauen.

»Von besonderem Vorteil ist eine Gruppentherapie für Patienten, die bisher glaubten, mit ihrem Problem allein auf der Welt zu sein. In der Gruppe merken sie, dass auch andere Leute mit denselben oder ähnlich gearteten Problemen zu kämpfen haben. In der Gruppe haben sie viel Raum, sich zu öffnen, Feedback zu erhalten, sich in den Augen und Einschätzungen der Teilnehmer zu spiegeln, die ihr Problem oder die Symptomatik aus eigener Erfahrung kennen. Sie erfahren Zuspruch und Bestätigung und setzen sich mit konstruktiv geäußerter Kritik auseinander. Sie lernen, dass die Akzeptanz ihrer psychischen Erkrankung nicht mit einem Verlust an Wertschätzung einhergehen muss.«[32]

Einzeltherapie:
Während des Aufenthalts in der Tagesklinik finden regelmäßige Einzeltherapiesitzungen statt. Für diese Einzeltherapie wird mit dem Betroffenen ein klares Therapieziel erarbeitet, auf das nach und nach hingearbeitet wird. Hier hat jeder Betroffene auch die Möglichkeit, akute Belastungen und neu auftretende Themen zu bearbeiten (zum Beispiel Rückfallthematiken wie bei Maik).

Je nach Erkrankungsgrad und Vorgeschichte werden hier Medikationen, verschiedene Therapiemaßnahmen und Gespräche stattfinden.

Neben den vorgestellten Methoden können je nach Klinik noch andere Themen, wie Konzentrationstraining, Sport, Meditationen, Entspannungstechniken, Kunsttherapien und viele andere mit in die Konzepte eingebaut sein.

Zieht Maik ein Fazit, gab es für ihn zwei Wendepunkte in seiner Motivation zur Therapie. Der erste war das gemeinsame Gespräch mit Isabel und seiner Therapeutin Frau Dr. König in der Klinik. Maik verstand damals, dass seine Ehe vor dem Aus stand, und das wollte er auf keinen Fall. Leider gibt es in den Kliniken noch nahezu keine Konzepte, die die Angehörigen wirklich in die Therapien miteinbeziehen. Nur auf ausdrückliche Anfrage sind Gespräche mit Angehörigen möglich, doch das kann unter Umständen zu spät sein. Beim Thema Sucht, noch spezieller Pornosucht, wird das Ganze noch herausfordernder. Wie schon mehrfach angesprochen, sind die Therapiemöglichkeiten hierzu noch eingeschränkter. Menschen mit dieser Sucht finden zumeist ausschließlich gemischte Therapiegruppen und Therapeuten sprechen immer wieder ungern

---

32 Auszüge Gruppentherapie – Tagesklinik Westend | Psychotherapie (tagesklinik-westend.de)

wirklich über den Kern der Sache. Ich habe im Rahmen dieses Buches einige Interviews mit Therapeuten geführt, die im Buch später nicht namentlich genannt werden wollten.

Kinder werden in Therapien noch nicht miteinbezogen, dabei sind die Auswirkungen im familiären Kontext oft erheblich. Ich traf mich später per Videokonferenz zu einem Interview mit Dr. Robby Sacher, der Louis behandelte. Denn rückblickend war das Gespräch, das Maik mit Dr. Sacher führte, nachdem Louis maßgeblich unter Maiks Depression litt, der zweite, entscheidende Faktor zu Maiks Therapiemotivation. In seinem Interview gibt Dr. Sacher wichtige Hinweise darauf, wie man als Eltern wachsam sein kann, ob es den eigenen Kindern während des Krankheits- und Therapieverlaufs gutgeht und wie man sie selbst unterstützen kann.

Maik gab Isabel am Ende der dritten Therapiewoche, die für die beiden nach dem Besuch mit Louis bei Dr. Sacher und den anstrengenden Kliniktagen so erschöpfend gewesen war, diese Geschichte. Sie gab sie mir wortlos zum Lesen. Ich wusste zunächst nicht, was sie mir damit sagen wollte. Doch kennst du das Gefühl, dass du dich abends ins Bett legst und auf einen anstrengenden, vielleicht auch ereignisreichen Tag zurückblickst? Vielleicht ist nicht alles nach Plan verlaufen, eventuell gab es sogar Konflikte. Doch du fühlst dich wohl in deiner Haut und bist ganz ruhig, kein Gedankenkarussell dreht sich. Denn du konntest in jeder Situation so handeln, wie es zu dir, deinen Werten und deinem Herzen passt.

Die Charlie Chaplin zugeschriebene Geburtstagsrede:[33]

---

33 Charlie Chaplin (1889-1977) soll anlässlich seines 70. Geburtstags am 16.04.1959 diese Rede gehalten haben, ein »fake«, eine Falschinformation, die über das Internet rasche Verbreitung fand.

Die Originalverse stammen von der amerikanischen Autorin Kim McMillen. Sie entstanden kurz vor ihrem Tod 1996. Das Büchlein mit dem Titel: »When I Loved Myself Enough« hat ihre Tochter Alison 2001 in englischer Sprache veröffentlicht. Zwei Jahre später, 2003, wurde es von dem brasilianischen Verlag Sextante ins Portugiesische über-

1. Als ich mich selbst zu lieben begann, konnte ich erkennen, dass emotionaler Schmerz und Leid nur Warnzeichen sind – dafür, dass ich nicht im Einklang mit meiner eigenen Wahrheit lebe. Heute weiß ich, diesen Einklang nennt man **Authentisch sein.**
2. Als ich mich selbst zu lieben begann, verstand ich, wie sehr es einen Menschen beeinträchtigen kann, wenn ich versuche, ihm meine Wünsche aufzuzwingen, obwohl ich eigentlich weiß, dass der Zeitpunkt nicht stimmt und der Mensch nicht dazu bereit ist – und das gilt auch, wenn ich selber dieser Mensch bin. Heute nenne ich das **Respekt.**
3. Als ich mich selbst zu lieben begann, hörte ich auf, mich nach einem anderen Leben zu sehnen. Jetzt kann ich sehen, dass alles um mich herum Einladung und Aufforderung zum Wachsen ist. Heute weiß ich, das bereitet den Boden für **Reife.**
4. Als ich mich selbst zu lieben begann, habe ich verstanden, dass ich immer und bei jeder Gelegenheit zur rechten Zeit am rechen Ort bin und alles genau zum rechten Zeitpunkt geschieht. Von da an konnte ich gelassen sein. Heute weiß ich, das ist **Vertrauen.**
5. Als ich mich selbst zu lieben begann, habe ich aufgehört, mich meiner freien Zeit zu berauben. Auch habe ich damit aufgehört, grandiose Projekte für die Zukunft zu entwerfen. Heute mache ich nur das, was mir Spaß und Freude bereitet, was ich liebe und was mein Herz zum Lachen bringt – auf meine eigene Art und Weise und in meinem Tempo. Heute bedeutet das für mich **Einfachheit.**
6. Als ich mich selbst zu lieben begann, habe ich mich von allem befreit, was nicht gesund für mich ist, von Speisen, Menschen, Dingen, Situationen und von allem, was mich hinunterzieht oder mich von mir selbst entfernt. Erst nannte ich diese Haltung einen »Gesunden Egoismus«. Heute weiß ich, das ist **Selbstliebe.**

---

setzt und in Brasilien veröffentlicht. Ende 2003 hat ein brasilianischer Chaplin-Fan Auszüge dieser Verse via Internet in Umlauf gebracht und sie Charlie Chaplin zugeschrieben – das, was man heute als Charlie Chaplins »Geburtstagsrede« kennt.

7. Als ich mich selbst zu lieben begann, habe ich damit aufgehört, immer recht haben zu wollen; seitdem habe ich mich weniger geirrt. Heute weiß ich, das ist gemeint mit **Bescheidenheit**.
8. Als ich mich selbst zu lieben begann, habe ich mich geweigert, weiter in der Vergangenheit zu leben und mich um meine Zukunft zu sorgen. Jetzt lebe ich nur mehr in diesem Augenblick, wo ALLES stattfindet. So lebe ich heute jeden Tag, und das heißt für mich **erfülltes Leben**.
9. Als ich mich selbst zu lieben begann, erkannte ich, dass mich mein Denken verstören, beunruhigen und krank machen kann. Doch seit es sich mit meinem Herzen verbunden und ihm unterstellt hat, ist mein Verstand ein wertvoller Helfer. Diese Verbundenheit ist – wie ich heute weiß – **Herzensweisheit**.
10. Wir brauchen uns nicht weiter vor Auseinandersetzungen, Konflikten und Problemen mit uns selbst und anderen zu fürchten, denn sogar Sterne knallen manchmal aufeinander und es entstehen neue Welten. Heute weiß ich: **Das ist das Leben!**

11. Kapitel
Das Leben

»Wenn du später auf das Leben zurückblickst,
war es nur ein Wimpernschlag.«
– Anna Schatz

Es ist Weihnachten. Ich sitze am Strand und schaue auf das glitzernde Meer direkt vor meinen Augen. Meine nackten Füße habe ich tief in den Sand vergraben. Ein paar Meter vor mir spielen Emma und Louis ausgelassen am Wasser. Maik baut eine Sandburg. Nein, es ist keine Sandburg. Es ist eine viel zu perfekte Pyramide. Ich muss lachen. Noch vor einigen Monaten hätte mich diese Eigenart auf die Palme gebracht.

Heute Morgen beim Frühstück im Hotel, ich lief gerade am Buffet entlang und beobachtete den Tisch, an dem der Rest meiner Familie saß, aus ein paar Metern Entfernung, sah ich, wie Maik mit einer spanischen Kellnerin flirtete. Ich horchte in mich hinein und suchte ein paar Sekunden nach ihm. Doch ich konnte ihn nicht mehr finden. Den Schmerz, der mich immer durchzuckt hatte, der mir kalte Schauer über den Körper laufen ließ, immer dann, wenn Maik seine Aufmerksamkeit einer anderen Frau zuwandte. Er war nicht mit hierhergereist. Ich lächelte. Maik flirtete und dabei genoss er vielleicht den Augenblick. Doch augenscheinlich stellte er sich die Kellnerin weder nackt noch in einer obszönen Szene vor und er hatte nicht das Bedürfnis, so schnell wie möglich ohne die Kinder und mich auf dem Zimmer zu verschwinden. Maik war einfach nur ein attraktiver, sympathischer und liebenswerter Mann, mein Mann. Doch Maik war auch ein Mann mit Sucht und depressiven Phasen. Sie gehörten zu ihm, wie alles andere.

Nach Maiks Entlassung hatten wir etwas Zeit zum Durchatmen. Maik war fokussiert, er arbeitete weiter an seiner Kommunikation, er schrieb Tagebuch und vor allem bemühte er sich, beständig mit mir im Gespräch zu sein. Es funktionierte ein paar Wochen erstaunlich gut und es fühlte sich an wie ein Neuanfang. Ich war beschwingt und freute mich. Auch körperlich näherten wir uns aneinander an. Sehr langsam und mit einigen Schwierigkeiten, doch wir schafften es immer besser und hin und wieder genoss auch ich wieder die Nähe zu Maik. Das wilde Tier in Maik wurde von Medikamenten gezähmt. Und das war deutlich spürbar. Nicht nur, dass seine Depressionen deutlich abgenommen hatten. Sex und körperliche Nähe hatte eine ganz neue Bedeutung. Oft hatte Maik gar keine Lust, was ihm sehr zu schaffen machte. Manchmal, wenn wir miteinander schlafen wollten, funktionierte es nicht auf Anhieb. Sein Körper spielte nicht mit und aus feuriger Lust wurde gezwungenermaßen ein kuscheliger Abend. Oder Maik kam nicht zum Orgasmus. Zugegebenermaßen war das Gefühl für mich zunächst komisch. Der Mann, der noch bis vor Kurzem täglich onanierte, manchmal stundenlang. Der Mann, der Orgasmen geradezu einforderte, bekam keine Erektion. Ich bemerkte schnell, wie sehr ich aufpassen musste, die Situation nicht auf mich zu beziehen. Auch ich war es gewohnt, dass nur Sex ein gelungenes körperliches Zusammenkommen zwischen uns sein konnte, doch schon nach kurzer Zeit genoss ich es, wenn Maik ausgebremst wurde. Bei den ersten Malen versuchte Maik noch wie ein Besessener, seinen Körper irgendwie zu bezwingen. Ich erinnere mich noch an eine Begebenheit, als Maik es einfach nicht schaffte, zum Orgasmus zu kommen. Er war wie im Wahn und kämpfte schier ums blanke Überleben. Hinterher sagte ich zu ihm: »Schön, Maik, den Marathonzieleinlauf hast du jedenfalls geschafft, wenn auch ohne großen Erfolg. Leider hast du übersehen, dass ich bei Kilometer 30 ohnmächtig in den Graben gefallen bin.« Wir mussten beide lachen. Das hatte gesessen. Nach und nach lernte Maik zu verstehen, dass sein Körper und auch seine Seele anderes von ihm wollten. Er wollte liebkost werden, er wollte sich wohl- und geborgen fühlen. Keine Schmerzen mehr, die ihm über Stunden zugefügt wurden, sondern körperliche und geistige Liebe. Und ich liebte Maik noch immer. Trotz der ganzen Zeit hatte sich meine Zuneigung zu ihm nicht verändert. Wir waren eins und sein warmer, starker Körper löste dasselbe Gefühl von Geborgenheit wie früher bei mir aus. Maik lernte nun endlich das, was für die meisten von uns vollkommen normal erschien. Nun gab es immer mehr Abende, an denen wir einfach nur kuschelten. Wollte einer von uns mehr, dann tasteten wir uns langsam heran, doch sowohl ich als auch Maik konnten Nein sagen und es war okay. Kam es zum Sex, war es wunderschön, es war Liebe. Darüber zu reden, fiel Maik noch immer schwer. So entstanden komische Situationen, in denen ich nicht wusste, was Maik gerade wollte, und frustriert war. Das Thema Kleidung schwebte immer noch recht unausgesprochen über uns. Ich wusste, dass Maiks Kleidungs-Fetisch sich durch die Therapie nicht geändert hatte, doch spürte ich in mir, dass ich nicht mehr bereit war, nur als Kleidungsträgerin zu dienen. Das kam besonders daher, dass sich kurz vor Maiks Rückfall Folgendes ereignet hatte: Emma und Louis waren bei ihren Großeltern und Maik und ich verbrachten zwei Tage in einem Wellnesshotel. Der Tag war schön und entspannend. Wir genossen fast unbeschwerte Zweisamkeit. Bereits vor dem Abendessen sah ich in seinem Koffer, dass er Reizwäsche eingepackt hatte. Doch nicht für mich, sie war für ihn. Wieder ein neues Thema für mich, denn Kleidung für ihn war bisher nie zur Sprache gekommen. Nun gut. Auch ich hatte mir extra in der Woche zuvor ein paar neue teure Teile gekauft. Eine kurze Leder-Hotpants, einen passenden BH und ein Netzoberteil. Ich wusste, was Maik sexuell erregte, und wollte ihm gefallen. Beim Abendessen trank ich dann gerade genug Alkohol, um noch bei Sinnen zu sein und mich trotzdem, egal was auf mich zukam, gehen lassen zu können. Ich wusste genau, welcher Pegel nötig war, damit ich sexuell gefügig war. Mein Körper funktionierte in diesem Zustand perfekt. Ich konnte nicht mehr unterscheiden zwischen dem, was mich glücklich machte, und dem, was mich nur in der Sekunde irgendwie erregte. Wir schliefen miteinander. Maik trug ein enges Latexoberteil und die passende Shorts und ich natürlich mein neues Outfit. Ich befriedigte seinen Fetisch, vielleicht stundenlang, vielleicht kam es mir nur so vor.

Ich fühlte mich vollkommen okay dabei, denn es war etwas, was Maik und mir gehörte. Ich tat es für meinen Ehemann und das fühlte sich sogar gut an. Maik befriedigte seine Fantasien nun mit mir und ich war stolz darauf, fühlte mich begehrenswert und ich fühlte mich wertvoll.

Als ich nur kurz darauf erfuhr, dass Maik währenddessen die ganze Zeit Pornos konsumierte und mich wieder nach Strich und Faden belog, fühlte ich mich zerrissen. Ich fühlte mich instrumentalisiert und beschmutzt. War es gar nicht um mich gegangen? Hatte er sich Lust in den Videos geholt und nur mich für den Abschluss gebraucht? War der Tag davor und das Ganze drumherum nur Show, um mich genau dahin zu bekommen? Doch noch viel schlimmer war für mich das Gefühl, von meinem Mann bewusst in diesen Schmerz geschickt worden zu sein. Maik hätte mich schützen müssen, so dachte ich. Er hätte wissen müssen, dass seine Lügen wieder auffliegen und ich genau an diesem Punkt stehen würde. Er wusste, was passieren würde und wie sehr ich darunter leiden würde. Maik hatte mich aber nicht geschützt. Er hatte egoistisch und egozentrisch seine Lust befriedigt, ohne Rücksicht auf meine Gefühle. Doch später wusste ich, er konnte nicht. Maik steckte mitten in einer tiefen Episode seiner Sucht. Er hatte keine Weitsicht. Danach verfiel Maik wieder in seine alten Muster. Zuerst wurden die gemeinsamen Gespräche weniger, vor allem die, die Maik selbst inszenierte. Dann reagierte Maik wieder patzig und äußerst gereizt auf jede meiner Äußerungen oder Fragen und schließlich änderte sich auch sein Grundton wieder zusehends. Besonders das Thema Arbeitssuche schaffte einen größeren Graben zwischen uns. Maik suchte immer wieder nach exakt den Arbeitsstellen, die ihn in genau die Druck-Situation gebracht hatten, in der er vor seinem Zusammenbruch gewesen war. Immer ging es wieder um digitale Medien, immer um Führungspositionen und Stellen, bei denen Stress und Druck vorprogrammiert waren. Ich konnte es nicht verstehen. Ich war frustriert, traurig und hilflos. Ich wünschte mir so sehr, dass wir nun, nachdem der Grundstein durch die Therapie gesetzt war, endlich in ein »anderes« Leben starten konnten.

Und dann bekam ich mit, dass Maik immer wieder Kontakt mit einer Patientin aus der Klinik hatte. Der Kontakt lief ausschließlich digital. Es wurde mir zu viel. Sie schickten sich Nachrichten und Videos, doch das, was mich misstrauisch machte, war, dass Maik es vor mir versteckte. Ich sprach Maik abends auf beide Themen an, doch das Gespräch eskalierte völlig. Maik wollte von alledem nichts hören, ich weinte. Für Maik übertrieb ich vollkommen. Es waren nur ein paar Nachrichten gewesen, doch mir ging es um etwas anderes: Ich war nicht eingeweiht. Er hätte es bloß erzählen müssen, sie in unser normales Leben einladen. Doch das tat er nicht. Es war seine Parallelwelt. Wir standen wieder ganz am Anfang.

Am nächsten Morgen fasste ich mir ein Herz und schrieb Maik eine lange Nachricht. Ich griff nicht gerne darauf zurück, nicht persönlich mit Maik zu sprechen, doch ich hatte gelernt, dass es uns manchmal half, um erst mal ins Gespräch zu kommen. Also schrieb ich:

»Ich möchte dir heute etwas wegen gestern schreiben, weil ich mich dann besser ausdrücken kann, trotzdem wünsche ich mir, dass wir später darüber noch mal sprechen. Wahrscheinlich ist es etwas anderes, was mich tief im Herzen so bewegt hat. Ja, das mit der Arbeitsstelle macht mir große Sorgen. Ich war diejenige, die über Monate gesehen hat, wie es dir immer schlechter ging. Du wurdest immer depressiver, immer gemeiner und ich kam immer schlechter an dich heran und die Kinder auch. Maik, ich habe große Angst, dass es wieder so wird, du dich in der Sucht verrennst und wir dich verlieren. Ich hatte nach der Klinik das Gefühl, dass du da etwas verstanden hast. Jetzt befürchte ich, dass du alles wieder vergessen hast. Was mich aber noch mehr bewegt, ist der Chatkontakt zu dieser Frau. Ich bin schockiert, dass du das einfach hinter meinem Rücken machst, in dieser Situation. Wieder wurde ich nicht mit einbezogen, wieder wusste ich nicht Bescheid, wieder eine Frau, wieder digital. Endlich sollten die digitalen Frauen aus deinem Leben verschwinden und dann geht es wieder los, dabei wollte ich jetzt die Einzige sein. Ich hatte keine Wahl, du hast mich nicht gefragt, ob es okay ist oder was ich denke. Du hast einfach entschieden und ich muss mit der Unsicherheit leben. Was wäre, wenn sie dir Nacktbilder schickt? Siehst du selbst, dass du dich schon wieder an einem digitalen Frauenkontakt erfreust? Wo ist die Grenze? Voicemails, Videos, Fotos? Zeitgleich funktioniert unser Sex nicht mehr, damit geht es mir einfach gerade nicht gut und ich verstehe nicht, wieso es einfach nicht funktioniert, dass du sagst: ›Hey, ich mache gerade das, und was denkst du dazu?‹«

Ich schickte sie ab und war leer. Abends saßen wir auf dem Sofa und Maik reagierte verständnisvoll, wie immer nach einem Ausbruch von mir. Ich hatte nicht das Gefühl, dass er verstanden hatte, was ich erklärte, doch er würde den Kontakt mit der Frau beenden, auf seine Weise. Maiks Weise war immer noch, jeglichen Konflikt zu vermeiden, was mir oft Sorge bereitete. Er sprach mit den Menschen nicht, sondern ging ihnen einfach aus dem Weg, oder er erfand eine Lüge, so wie er es bei mir getan hatte. Im Moment war sein Fokus jedoch, alles Mögliche zu tun, damit ich Ruhe gab und zufrieden war. Denn das war irgendwie der Deal: Sucht gegen Sucht. Und mein Gefühl war immer wieder, dass jetzt ich seine Sucht war. Ich hatte in der Vergangenheit so oft davon gelesen, wie wichtig es ist, dass Menschen mit Sucht aus eigenem Antrieb ihre Sucht bekämpfen. Dass sie wirklich verstehen, dass sie die Sucht für sich selbst und ihr eigenes Wohlbefinden aufgeben. Noch heute denke ich, dass Maik in völliger emotionaler Abhängigkeit vom Gedanken an seine Familie, an mich, Emma und Louis, lebt. Für ihn war und ist genau das die Motivation: Er möchte nicht ohne seine Familie. In diesem Moment war es so, dass mein gerade neu entstandenes Vertrauen einen Knacks bekommen hatte. Und genau das würde auch das Hauptthema in unserer Beziehung bleiben. Immer nach einem Termin bei seiner Therapeutin in der Tagesklinik oder nach einem Treffen der Selbsthilfegruppe wirkte Maik wie geläutert. Ein paar Tage war er wie ausgewechselt. Dazu gehörte, dass Maik ein Ziel vor Augen hatte oder die Entscheidungen, die anstanden, nicht so schwernahm. Er sprach mit mir über das, was ihn bewegte, und bedankte sich. Dann schrieb er sich lange To-Do-Listen für die nächsten Wochen. Oft versiegten diese To-Dos wieder, genau wie früher. Nach den Einzeltherapien mit Frau Dr. König schien jedes Mal ein großer Stein von seinem Herzen zu fallen, als hätte er die Erlaubnis bekommen, es genauso zu machen. Sie sagte dann zu ihm: »Sie steigen in den Bus ein und fahren los. Und wenn Sie merken, dass die Fahrt unangenehm wird, dann steigen Sie an der nächsten Bushaltestelle einfach wieder aus. Sie fahren nach Hause oder ändern das Ziel.« Doch dann kamen alte Muster zurück. Maik hatte sich über die Jahre so sehr daran gewöhnt, zwischendurch einfach zu lügen, wann immer die Wahrheit auch nur den kleinsten Konflikt auslösen könnte, dass er vergaß, was eine Lüge für mich bedeutete. So bewegten wir uns in einem wellenartigen Auf und Ab. Bewegten sich die Wellen ab, verfiel Maik in depressive Phasen, die in ihrem Ausmaß nicht mehr so heftig, wie jene vor der Klinik waren, für mich aber doch mit spitzen und verletzenden Bemerkungen versehen waren. Ich erkannte sie meist direkt morgens nach dem Aufstehen. Maiks Mimik war an diesen Tagen verändert, sein Blick finster und angespannt, seine Augen blitzten dann voll Streitlust und Argwohn. An diesen Tagen versuchte ich, so behutsam wie möglich mit Maik zu sprechen und nur wenn es gar nicht mehr anders ging, ihn auf das ein oder andere in seinem Verhalten aufmerksam zu machen. Ich sagte ihm, wenn er besonders unempathisch und gefühlskalt war, oder, und das kam noch häufig vor, er sich in absoluter Sachlichkeit verfing, obwohl ich oder jemand anderes gerade hochemotional war. Auch ging ich ins Gespräch, wenn Maik im Alleingang unterwegs war, also Dinge, die unser gemeinsames Leben betrafen, vollkommen allein entschied, ohne sie mit mir abzusprechen. Noch immer war ich Maiks Spiegel. Ich wusste, dass ich dafür Dinge aushalten musste. Dabei hatte ich immer meine Freundin Serena im Kopf. Ich hatte sie erst vor wenigen Monaten kennengelernt. Mit Serena telefonierte ich oft stundenlang. Eigentlich arbeiteten wir gemeinsam an Buchprojekten, doch oft sprachen wir auch gemeinsam über alles, was uns so im Leben beschäftigte, auch über Maik. Serena war nicht immer meiner Meinung; während ich der Meinung war, dass ich nicht in jeden Konflikt Energie reinstecken wollte und eher passiv und verständnisvoll war, sagte Serena zu mir: »Behalte bei all dem Verständnis immer deine Würde.« Ich versuchte, das mit meinem Alltag in Einklang zu bringen. Es fiel mir schwer, denn Maik war in diesen Phasen manchmal vollkommen unberechenbar, später dann weinte er, weil er etwas ganz anderes erreichen wollte. Oft war seine erste Reaktion abwehrend und gemein, doch ich wusste auch, dass die Welle sich wieder aufbäumen würde und mit neuer Kraft größer und größer werden würde. Denn bewegten sich die Wellen aufwärts, lebten wir ein ganz normales Alltagsleben, ohne besondere Konflikte, Auseinandersetzungen und manchmal sogar mit tiefergehenden Gesprächen. Maik unterstützte mich mit den Kindern und hörte zu. Er versuchte immer mehr und mehr herauszufinden, was ich brauchte und fühlte, und wenn er gut drauf war und wirklich zuhörte, gelang ihm das wirklich gut. So war es auch, als Maik sich dann für einen neuen Job entschied. Maik hatte sich nach einigen Gesprächen für einen Job entschieden, der zwar seiner Profession entsprach, jedoch keinerlei Führungsverantwortung mehr innehatte. Auch Fahrtweg und Arbeitszeiten schienen stressfreier zu sein. Ich traf mich abends zu einem Gespräch mit Rike und erzählte ihr, wie stolz ich auf Maik war und dass jetzt endlich alles wieder seinen normalen Weg gehen würde. Ja, wir würden weniger Geld haben, aber genau das war mein Wunsch gewesen. Und Rike stellte nur eine Frage: »Wieder beide Vollzeit? Und wie ist das mit der Zeit für euch als Paar?« Das war wie ein Donnerschlag. Rike hatte recht. Wir hatten so viel dafür getan, diese Krise zu überstehen. Doch wir würden keine Zeit für uns haben, zum Reden, zum Bewältigen von Konflikten. Sollte Maik wieder in übermäßigen Stress kommen, kämen akute Suchtphasen zurück ... Ich kannte dieses Gedankenkarussell und wollte es sofort stoppen. Also sprach ich mit Maik über alle meine Gedanken und Gefühle. Anders als noch vor Monaten hörte er zu und verstand. Maik reduzierte seine Arbeitszeit noch vor Beginn der neuen Stelle, ich war wahnsinnig stolz und überrascht über sein Zugeständnis.

Unser Leben hatte sich grundlegend verändert. So gingen wir zum Beispiel nie mehr getrennt ins Bett. Ausgesprochen hatten wir es nie, doch lange, einsame Abende waren für Maik potenziell gefährlich gewesen. Es gab sie nicht mehr. Wir gingen gemeinsam ins Bett, lasen, redeten, schauten fern. Oft liebte ich dieses Ritual. Doch manchmal fühlte es sich an wie eine Fessel. Maik war einfach immer da. Es gab keine Chance auf Ruhe, wirkliche Dunkelheit oder einfach nur allein zu atmen. Ich verkroch mich an diesen Abenden tief unter meine Decke. Doch Maik ließ mich am Wochenende morgens ausschlafen, allein. So hatten wir einen Weg gefunden.

Auch waren Bilder von nackten oder leicht bekleideten Frauen immer noch problematisch. Denn Maik schaute zwanghaft weg. Ein Poster am Flughafen, Szenen in einem Film, es entstand eine komische Atmosphäre zwischen uns, die wir von vorneherein versuchten zu vermeiden.

Meine gesamte Reizwäsche war aus dem Kleiderschrank verschwunden. Sie steht in einer kleinen Kiste, irgendwo. Vielleicht schmeiße ich sie mal weg, irgendwann.

Doch eine Sache hatte sich nicht geändert. Maik ist auch heute noch kein besonders empathischer Ehemann.

Zum Jahresende war es mir wichtig, ihm etwas zu schenken, wir hatten ein besonderes Jahr gehabt. Ich machte mir viele Gedanken, was das Richtige sein könnte. Maik hatte mir einen Adventskalender geschenkt. Darüber hatte ich mich gefreut. Doch ich hoffte inständig auf ein Zeichen von ihm. Wir hatten schon oft darüber gesprochen. Ich hatte einen Wunsch. Es waren nicht nur Andeutungen. Zur Geburt von Emma und Louis hatte ich eine Familienkette bekommen, doch sie war kaputt. Nachdem wir in diesem Jahr oft darüber gesprochen hatten, sagte Maik Im November zu mir: »Bitte warte noch ein paar Tage.« So war meine Hoffnung groß, dass ich sie mir doch nicht selbst kaufen müsste. Maik brauchte schon immer Hinweise, doch das war eher süß gewesen. Jedenfalls hatte ich für Maik Figuren unserer Familie anfertigen lassen. Sie berührten mich sehr. Ich hatte sie heimlich mit in den Urlaub genommen und gab sie ihm. Eine Figur zeigte Maik sitzend, von hinten umarmte ihn Louis. Emma saß im Schneidersitz neben den beiden und umschlang ihre Knie. Ich stand hinter der Familie und hielt mein Herz in den Händen. Die Figuren waren ohne Gesicht gefertigt. Maik weinte.

Ich bekam nichts zum Jahresende. Und auch wenn ich kurz enttäuscht war, fing ich mich sehr schnell. Denn Maik schenkte mir ganz andere Dinge. Er schenkte mir Zeit. Zum Beispiel ließ er mich, wann immer ich es wollte, zu Treffen mit meinen Freundinnen gehen. Wenn mir abends kalt war, machte er mir eine Wärmflasche und legte sie mir ins Bett. Er versuchte, sich zu merken, was dazugehörte, ein fürsorglicher Ehemann zu sein, und führte diese Sachen dann aus. Genau das waren die Dinge, die mir unheimlich guttaten. Sie zeigten mir, dass Maik mich liebte. Er hatte sich in dieser ganzen Zeit immer wieder vorgenommen, aufmerksamer zu sein, einfach als Mann. Dabei ging es mal um gelegentliche Blumensträuße, Versprechen einzuhalten, um Komplimente oder Geschenke. Doch ich wusste mittlerweile, dass diese Veränderung zu groß war. Ich hatte Maik geheiratet und auch wenn ich hin und wieder enttäuscht war, wollte ich ihn so akzeptieren, wie er war. Denn er hatte großartige Eigenschaften. Es waren einfache, rohe Dinge, die Liebe und Zuneigung äußerten. Und auch in dem Moment, als Maik sich entschieden hatte, mir seine Sucht zu zeigen, hatte er mir ein Geschenk gemacht. Er hatte mir die Chance gegeben, den Weg zu unserer Familie und zu seinem Herzen zu gehen. Aus meinen Affirmationen (siehe Kapitel 2), wie zum Beispiel »Ich steige aus, ich steige nicht ein« oder »Ich bleibe gelassen« ist heute diese Affirmation geworden: »ES GIBT NICHTS ZU VERÄNDERN, ALLES DARF BLEIBEN, WIE ES GERADE IST.« Auch heute noch nutze ich sie unheimlich gerne und murmle sie vor mich hin.

Natürlich begleitete eine Frage immer noch mein Leben, doch ich stellte sie mir seltener: Lügt Maik mich noch an und flüchtet in seine Porno-Parallelwelt? Ich weiß es nicht. Ich weiß auch nicht, ob wir geschützt sind vor Rückfällen. Ich fühle mich auch nicht gewappnet. Eine Lüge würde mich jedes Mal wieder mit derselben Wucht bis ins Mark treffen. Doch für dieses Mal war ich froh, meine eigene Entscheidung getroffen zu haben. Eine Entscheidung für Maik und die Entscheidung, ihn zu begleiten. Heute sind wir glücklich. Vor allem haben wir gelernt, was uns wirklich wichtig ist. Es war die bewusste Entscheidung, auch in schlechten Zeiten zueinander zu stehen, die uns genau das gezeigt hat. Die Sucht begleitet uns. Sie ist wie lästiges Unkraut, das wir immer wieder aus unserem Lieblings-Blumenbeet entfernen müssen, damit die schönen Blumen sich wohlig entfalten können. Darauf verlassen, dass es nicht mehr wiederkommt, können wir uns nicht, aber es gibt gute Maßnahmen, den Garten zu pflegen. Gartenarbeit war bei uns schon immer meine Sache.

Die Fakten

Wenn das Thema Sucht etwas aus dem akuten Blickfeld rückt, dann werden vielleicht viele andere Baustellen auftreten, die über eine lange Zeit entstanden sind. So war es bei Maik und Isabel. Nachdem er in seiner intensiven Therapie die akute Sucht unter Kontrolle bekam (ich nenne es hier bewusst akut, denn für alles andere wäre eine Prognose zu früh), wurde auch für ihn das ganze Ausmaß dessen deutlich, was in der Ehe Schaden genommen hatte.

Nun galt es, wenn die beiden es wirklich schaffen wollten zusammenzubleiben, auch glücklich und erfüllt zusammen zu sein, diese Dinge wiederaufzuarbeiten, als Paar.

Und das ist wahrscheinlich direkt einer der wichtigsten Punkte. Als Suchtbegleiter hast du tiefe Verletzungen erlitten, die von deinem Menschen mit Sucht verursacht wurden, und vielleicht hast du das Gefühl, dass du, wenn es um Schuldverteilung geht, sehr viel weniger dazu beigetragen hast. Nur geht es darum nicht. Jetzt geht es darum, als Paar wieder zusammenzuwachsen. Und es geht darum, dass beide Partner glücklich sind.

Du als Suchtbegleiter kannst wirklich stolz auf dich sein. Du hast bewiesen, dass du nicht bei jedem Windstoß gleich das

Handtuch wirfst. Du hast Verantwortung übernommen und dich für einen Menschen entschieden. Für deinen Partner wird es beruhigend sein, dich an seiner Seite zu haben, einen Menschen, auf den er sich wirklich verlassen kann. Doch auch du wirst jetzt an dir arbeiten müssen.

Akzeptiere dich selbst und beginne, dich wieder so zu lieben, wie du bist.

Es ist die Grundvoraussetzung dafür, dass du Sicherheit ausstrahlst und andere Menschen dich lieben und akzeptieren können. Liebe dich selbst! Leichter gesagt, als getan. Vielleicht fängst du damit an, dass du dir wieder kleine Inseln in deinem Alltag schaffst: Sport, Yoga, Treffen mit Freunden, feste Rituale wie Baden, Beauty-Tage, Frisör-Besuche. Hat dein Selbstvertrauen gravierendere Einschläge bekommen, darfst auch du dir professionelle Hilfe besorgen. Frage deinen Partner auch mal, was ihm besonders gut an dir gefällt, du wirst vielleicht überrascht werden.

Schafft feste Gesprächszeiten

Ja, die Gespräche müssen zum festen Bestandteil eurer Partnerschaft werden. Sie helfen dir zu verstehen, was dein Partner braucht, um deine Beweggründe nachzuvollziehen. Deinem Partner helfen sie, dich zu verstehen und sich emotional nicht wieder zu verschließen. Außerdem könnt ihr so gemeinsam wachsam darauf achten, Warnzeichen frühzeitig zu erkennen und gemeinsam zu handeln oder zu entscheiden, dass ihr Hilfe benötigt. Gesprächszeiten sollten sehr regelmäßig sein, zum Beispiel täglich abends fünfzehn Minuten.

Haltet euch an Kommunikationsregeln

Damit eure Gespräche nicht aus dem Ruder geraten und beide Gesprächspartner gleichwertig zu Wort kommen, solltet ihr euch an feste Regeln halten. Dazu gehört:

- Ausreden lassen
- Ich-Botschaften nutzen
- Keine Vergangenheitsdramen, besprecht das Hier und Jetzt

- Keine Rechtfertigungen
- Nicht schreien oder beleidigen
- Pausen zulassen
- Nachfragen, wenn ihr etwas nicht versteht

Ganz wichtig ist, dass beide darauf aufmerksam machen dürfen, wenn es gerade nicht funktioniert. Startet in diesem Fall einfach noch mal neu.

Rituale und Krisenauszeiten

Beginnt wieder damit, euch ganz bewusst gemeinsam frei zu nehmen. Das kann ein Abend pro Woche sein, an dem ihr gemeinsam kocht. Es kann ein Wellness-Wochenende im Quartal sein oder eine schöne Wanderung. Wichtig ist: ihr habt frei und genießt einfach nur die Zeit zu zweit. Dabei geht es darum, ganz bewusst einmal nicht auf eure Sprache zu achten. Viele Paare, die grade eine Krise durchmachen, werden hypersensibel was Wörter und Ausdrücke angeht. Legt das für eine vereinbarte Zeit ab und seid frei von Vorschriften und Konventionen. Nehmt euch dabei nichts übel und geht locker miteinander um.

Beginnt, im Alltag wieder Rituale einzuführen, wie Abschieds- und Begrüßungsküsse oder innige Umarmungen, wenn ihr aufgestanden seid. So gewöhnt ihr euch wieder an diese wohltuende Nähe.

Gesteht euch Freiräume zu

Eine längere Zeit hat es Isabel Angst gemacht, wenn Maik nicht bei ihr war. Das geht vielen Begleitern so. In der Co-Abhängigkeit haben sie gelernt, dass ihr eigenes und das Wohlbefinden ihres Partners von Kontrolle und Beeinflussung abhängig ist. Es gab Isabel ein vermeintliches Gefühl von Sicherheit, wenn sie zusammen waren. Doch nun war es an der Zeit, dass beide wieder Freiräume hatten. Es fiel ihr schwer, sich mit Freundinnen zu treffen oder andere Dinge zu tun, denn Maik blieb immer zu Hause. Bis auf ein paar Joggingausflüge war sein Bereich das Haus und er machte alles davon abhängig, ob es zu Hause etwas zu tun gab. Das brauchte er nicht. Zum einen galt es für Isabel nun, ihre Entscheidungen davon unabhängig zu machen, zum anderen musste sie auch Maik immer wieder seine Freiräume einräumen, damit er darauf zurückgreifen konnte, wann immer ihm danach war. So wichtig es ist, gemeinsam Zeit zu verbringen, Rituale zu entwickeln und offen miteinander zu sprechen, so wichtig ist es auch, sich gegenseitig Freiräume zu lassen. Partner sind immer noch zwei Menschen, die nicht nur gemeinsame Bedürfnisse haben. Gehen die Individuen Hobbys nach, treffen sich mit Freunden und tun sich einfach etwas Gutes, können sie sich umso mehr wieder übereinander freuen und die gemeinsame Zeit genießen.

Bewertet jeden Konflikt vorher

Nicht jeder Konflikt ist es wert, einen Riesenstreit vom Zaun zu brechen. Gerade nach einer Krise ist es gut, wenn man lernt, Konflikte danach zu bewerten, ob sie sich wirklich lohnen.

Isabel freute sich am Anfang über jeden Streit mit Maik. Lange Zeit hatte sie Maik nicht mehr emotional und gefühlvoll erlebt, deshalb ging sie regelrecht auf in seinen Gefühlsausbrüchen. Doch jeder Streit ist auch anstrengend. Ich nutzte im Coaching mit ihr gerne die folgende Methode aus einem Buch von Sabine Asgodom zur Bewertung[34]:

1. Schreibe den Konflikt auf ein Stück Papier.
2. Notiere dir die Antworten zu folgenden Fragen:
   Wie sehr belastet mich die Sache? (1-10)
   Lohnt es sich anzugreifen? (alles unter 5 fällt raus)
   Wenn nicht, Schwamm drüber?
   Wenn doch, bin ich bereit, den ersten Schritt zu machen?
   Wofür lohnt es sich, den Stein ins Rollen zu bringen?
   Was erwartet der andere auf keinen Fall von mir?
   Was könnte ich Lustiges tun?
   Wie könnte ich meine Wertschätzung zeigen?

34 Sabine Asgodom: In meiner Badewanne bin ich Kapitän. Kösel-Verlag (eBook) (randomhouse.de)

3. Du überlegst, bei welcher Gelegenheit du deine Charme-Offensive starten könntest.
4. Du tust es.

Beginnt wieder gemeinsam zu träumen

Schaut gemeinsam in die Zukunft und fasst eure Ziele.

Wo möchtet ihr in 5 Jahren stehen?

Was habt ihr für Ziele?

Verrückte und Realistische?

Malt sie euch in den buntesten Farben aus. Ihr könnt sie wieder verwerfen oder konkretisieren. Träume sind zunächst mal zum Träumen da und gemeinsame Träume schweißen euch als Paar zusammen.

12. Kapitel
Tagebucheinträge Maik

10. Oktober

Ich werde jetzt weitergehen und stark sein.

Isa mit Liebe überschütten.

Liebes Tagebuch, ich hasse dich! Wieso heißt du nicht Wochenbuch? In dir schreiben zu müssen, weil Isa es sonst als respektlos und nachlässig empfindet, kommt wir vor, als müsste ich einem Befehl folgen. Doch ich tue es. Ich muss es machen, denn ich möchte, dass wir am Ende unseres Lebens beide sagen: Das war unser Leben – WOW! Ein tolles Thema für Gespräche. Ach ja, wir hatten Sex und Isa sagte, dass es ihr am Ende vorkam, als hätte ich sie stehen gelassen und zum alleinigen Endspurt angesetzt. Das hat gesessen.

Ich fühle, dass ich weniger sexuell bin. Solche Phasen hatte ich auch schon mal, glaube jetzt aber, dass sie eher auf die Medikamente zurückzuführen sind. Am Wochenende gab es viele Situationen, in denen ich das Gefühl hatte, in die Seelen meiner Familie blicken zu können. Bei den Kindern war ich danach voller Liebe. Bei Isa voller Liebe, Angst, Sorge und Sehnsucht. Ich sehe Isabel und nichts anderes. Sie ist meine erste wahre Liebe, die nicht von Äußerlichkeiten bestimmt ist. Der erste Mensch, zu dem ich bedingungslos stehe.

11. Januar

Bei der Recherche für Bilder für die Arbeit sind Bilder von Frauen aufgetaucht, die mich sofort an meine Sucht erinnert haben. Einstiegsbilder. Ja, es löst nach wie vor etwas in mir aus. Ich habe Schuldgefühle, Gefühle, die sagen: »Klick mich, such nach mehr.« Es begleitet mich, das dringende Bedürfnis der Selbstbefriedigung und eines Orgasmus. Doch jetzt hat es einen Widerstand. Eine Barriere, die ich in den letzten Monaten aufgebaut habe. Die besteht aus vielen einzelnen Dingen, wie mir jetzt bewusst wird. Aus Angst und Ehrgeiz. Auch aus Verständnis und Einsicht. Die Sucht ist also noch da. Nur nicht mehr so präsent, so bestimmend und vereinnahmend. Dadurch sehe und fühle ich andere Dinge jetzt viel besser, weil ich von der Sucht nicht so abgelenkt bin. Damit habe ich allerdings noch keine meiner sozialen Schwächen abgelegt. Mit Isabel reden, Kontakte pflegen, mir Zeit für mich selbst nehmen. Genau das sind nun meine Aufgaben für die Sitzungen mit der ambulanten Psychotherapeutin. Ich bin nach wie vor beschämt und fühle mich beim harmlosesten Suchtgefühl schuldig und denke sofort daran, wie ich das verbergen kann und dass Isa es bloß nicht merkt. Seit ungefähr 5 Monaten habe ich nicht mehr masturbiert, so lange wie seit dem 15. Lebensjahr nicht mehr. So lange habe ich weder Bilder noch Videos angeschaut. Mir geht es besser. Nicht weil ich meiner Sucht nicht nachgehe, sondern weil die Auswirkungen, das Lügen, die Heimlichkeit, das Schuldgefühl weg sind.

Besonders wichtig ist mir: Ich tue Isa nicht mehr weh.

Es ist Arbeit, jeden Tag.

Ich bin glücklich, Isabel zu haben. Ich brauche sie, um weiterzukommen, und wünsche mir, das zurückgeben zu können.

Alles beeinflusst alles.

Danke

Wer das Buch bis hierhin gelesen hat, hat bemerkt, wie wichtig mir jede einzelne Zeile war.

Ich bin dankbar, dass ich Menschen begleiten darf. Über meine Klienten weiß ich oft nach einiger Zeit mehr als ihre Ehepartner, Freunde und Vertraute. Ich führe persönliche Beziehungen zu ihnen, nur dass von Anfang an klar ist, dass sie enden werden. Bei jedem Einzelnen ist es mir verdammt wichtig, ihnen in jedem Moment genau das zu geben, was sie brauchen. Ich weine mit ihnen, ich lache mit ihnen, manchmal bin ich streng und anstrengend, doch ich geselle mich auf ihrem Weg, so steinig er auch ist, immer eine Weile zu ihnen.

An jedem einzelnen meiner Klienten wachse ich und reife. Sie treiben mich in die Reflexion und lassen mich über die Menschen nachdenken.

Ich danke euch allen für euer Vertrauen.

Nils, mein Mann: Ich sehe dich an und sehe den Rest eines wundervollen Lebens vor mir. Danke. Du glaubst immer an meinen wahnsinnigen Geist und hältst meine Unfähigkeit aus, etwas mit halbem Herzen zu tun.

Daria und Julia: Ihr habt euch immer und immer wieder alles angehört. Verena, du bist immer genau dann die Sonne, wenn ich sie brauche. Du fühlst dich nach Familie an. Viel mehr kann man als Freundinnen nicht tun. Danke!

Und nicht zuletzt: Danke, Mama und Papa. Ich weiß, ihr lest noch dieses allerletzte Wort mit Ehrfurcht und inniger Liebe.